日常에서 健康 바라보기

건강을 제게 주십시오

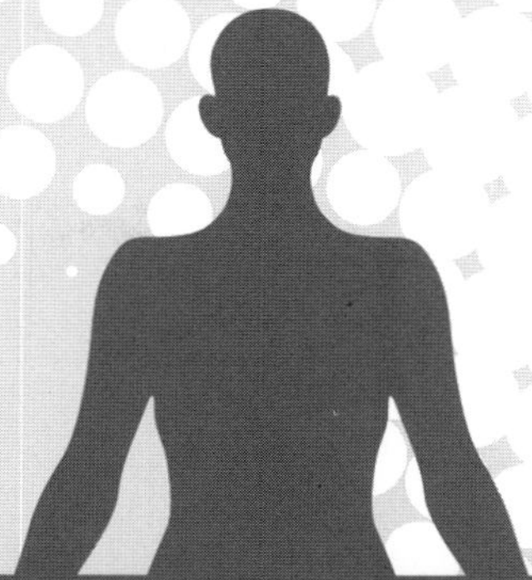

日常에서 健康 바라보기

건강을 제게 주십시오

손석준 저

전남대학교출판부

■ 머리말

지금까지의 의료는 질병발생 이후의 진단 및 치료기술의 개발에 지나치게 치중되어 왔다. 하지만 대부분의 질병은 예방적 노력을 통해 발병 자체를 억제하거나 또는 그 발병률을 5배에서 20배까지 낮출 수 있다고 한다. 이는 질병치료 중심에서 질병발생의 예방과 건강증진을 강화할 수 있는 방향으로, 임상의학 위주에서 환경과 건강관련 행태의 변화를 중시하는 방향으로 나아가게 하는 근거가 된다. 따라서 앞으로는 질병 발생 및 건강 유지에 밀접하게 관련되어 있으나 상대적으로 소홀히 다루어졌던 환경문제, 생활행태 및 영양문제 등이 보건의료의 주요 영역으로 다루어질 것이다

오늘날 점점 증가하고 있는 만성질환은 환경 및 생활양식의 변화와 관련된 다원적 요인에 의한 것이다. 즉, 인간이 만들어낸 환경오염과 흡연, 음주, 운동 부족, 영양 불균형, 스트레스 등 생활양식의 변화에서 오는 문제이다. 따라서 과거 급성감염질환의 예방관리에 매우 성공적이었던 예방접종 및 위생관리 방식은 오늘날의 주요 건강문제인 만성질환 및 사고의 예방관리에는 효과적인 대응이 되지 못하고 있다. 이제는 환경 및 생활습관의 개선에 초점을 둔 새로운 건강 접근 방식이 요구된다.

최근에 새롭게 명명된 '생활습관병'(Life style-related disease)의 개념은 이러한 생활습관의 개선을 목표로 하는 1차 예방을 촉진하기 위해 도입된 개념이다. 하지만 이러한 변화가 고혈압이나 당뇨 같은 만성질환에서는 확실한 효과를 거두지 못하고 있는데, 이는 만성질환을 예방하기 위해서는 식생활, 신체적 활동, 흡연, 음주 등 깊이 뿌리박혀 있는 생활양식을 바꾸어야 하기 때문이다.

1998년 전남대학교 교양과목으로 생활건강(Healthy Life)이 개발되어 1999년 이후 매년 강의가 이루어지고 있다.

대학생은 장차 이 나라를 짊어질 엘리트로서의 여러 기본적인 사명도 있지만 건강생활을 유지하는데 필요한 기본지식을 갖고 이것을 실천에 옮길 수 있는 능력을 배양하는 것도 무엇보다 중요하다.

본 저서는 학생들이 경험하였거나 또는 앞으로 경험하게 될 생활과 관련된 건강문제를 제시함으로써 지성인으로서 기본적으로 갖추어야 할 교양을 쌓고 스스로 질병을 예방하고 건강을 주체적으로 유지해 나가며, 나아가 자신이 속한 공동체의 건강을 주도적으로 형성해 나갈 수 있는 능력을 갖추는 데 도움이 될 것이다. 따라서 본 저서는 교양 참고 교재로 사용될 수 있을 것이다.

또한 일반인들에게도 올바른 건강지식과 예방법을 소개하여 이를 알고 실천함으로써 자기 건강관리를 스스로 할 수 있는 생활태도를 학습할 수 있도록 하였다.

현대인들의 건강 관련 지식은 전문가를 통한 자문보다는 다양한 매체를 통해 얻어지는 것이 대부분을 차지하고 있다고 한다. 이 책은 예방의학을 전공하면서 요청에 의해 쓴 글들과 2010년 11월부터 2012년 2월까지 매주 무등일보에 기고한 글들을 묶어 만든 것이다. 현대인에게 올바른 건강 상식을 제공하고, 건강 생활을 실천에 옮기는 지침으로 이 책이 활용되었으면 한다. 더 욕심을 부린다면 만성질환의 예방 및 유병률의 감소를 유도하고, 조기사망을 방지함으로써 궁극적으로는 우리 삶의 질을 향상시켰으면 한다.

끝으로 내게 능력을 주시고 항상 지켜주심으로써 모든 일을 가능하게 하신 사랑과 행복의 근원이신 하느님과 저를 지지해 주는 가족들께 감사드리며 이 책을 바친다.

2012년 10월

연구실에서 손 석 준

■ 차례

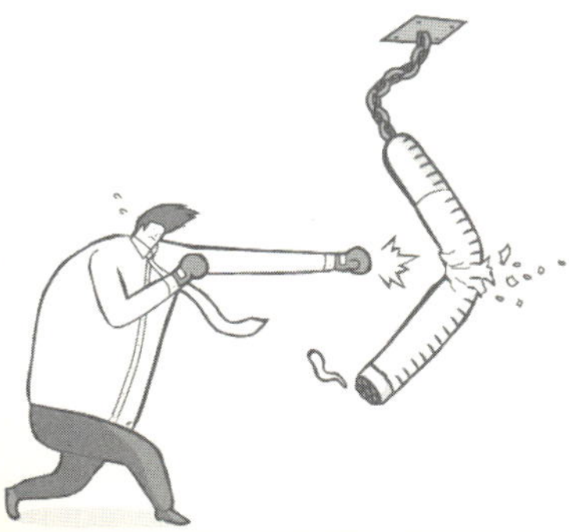

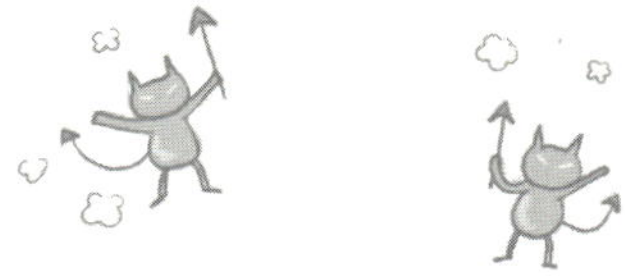

3. 질병의 예방

2부 계절별 건강가이드

1. 봄철 건강관리

2. 여름철 건강관리

1

건강한 삶을 위하여

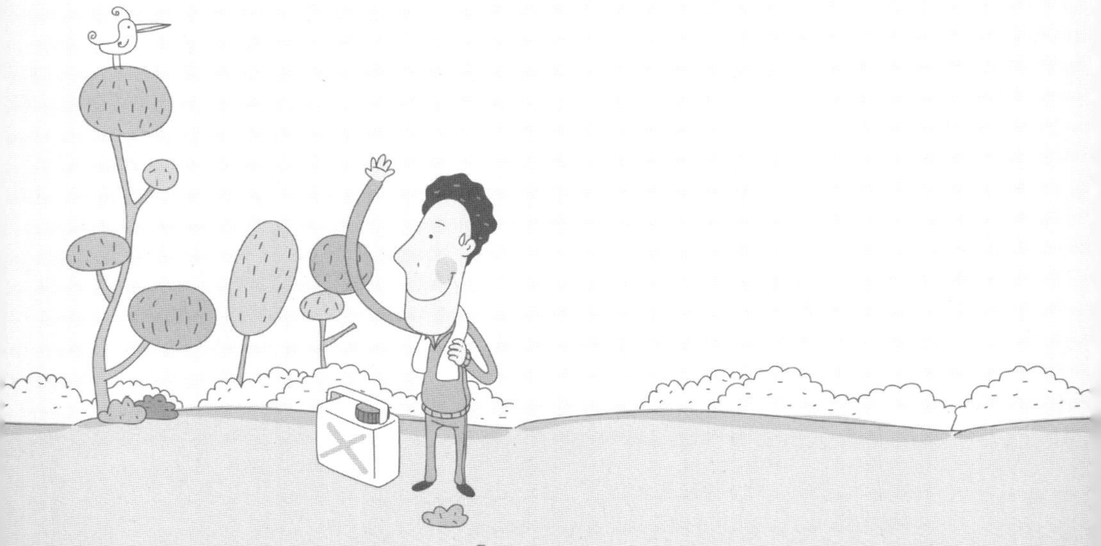

1

건강생활

건강한 삶

건강이란 몸에 병이 없는 상태라고 간단하게 생각할 수 있으나, 실제로 정의해 보면 꽤 폭넓은, 종합적인 개념이 포함되어 있음을 알 수 있다. 성서에는 건강을 '병약한 부자보다는 힘세고 건강한 가난뱅이가 낫다. 건강과 체력은 온 세상의 황금보다 낫고, 건장한 몸은 큰 재산보다 낫다. 어떠한 재산도 몸의 건강에 비길 수 없고 어떠한 쾌락도 마음의 기쁨에 비할 수 없다.'라고 표현하고 있다. 이러한 개념은 신체적 조건에 건강관을 표현한 일반적인 건강의 정의와 크게 다를 바 없는 것처럼 보인다.

그러나 사회의 변천에 따라 건강의 개념은 크게 바뀌어져 1948년 세계보건기구 헌장에서는 '건강은 다만 질병이 없거나 허약하지 않다는 것만을 말하는 것이 아니라 신체적, 정신적 및 사회적으로 완전히 안녕한 상태에 놓여 있는 것이다.'라고 정의하였다. 오늘날에는 영혼의 건강까지를 포함하여 정의하고 있다.

아닌 게 아니라 질병과 허약이 임상적으로 뚜렷이 나타나는 경우도 있겠지만 건강과의 구별이 모호할 때가 많다. 질병이 발견되지 않았다 해서 건강하다고 할 수 있을까? 앞으로 의학기술이 발전함에 따라 현재 건강하다고 판단된 사람에게서도 이상이 발견될 수 있을 것이다. 또한 건강을 얘기할 때는 육체적인 면 뿐만 아니라 정신적인 면까지도 생각하여야 하며, '건전한 정신은 건전한 신체에 수반된다.'는 격언과 같이 정신과 육체는 분리해서 생각할 수 없다. 그리고 건강한 인간은 사회에서 사회적 역할을 다하면서 생활하는 것인 만큼 생활개념으로써의 건강현상을 중시하여 건강의 사회적 측면이 강조되어야 함은 당연하다.

먹는 걱정, 입는 걱정, 집 걱정이 많이 줄어드니 건강에 신경을 많이 쓰고 있다. '건강하면 돈을 벌 수 있다. 그러나 돈으로는 건강을 살 수 없다.'라는 말이 있다. 곱씹을수록 뜻 깊은 말이다.

현대에 들어서는 문명의 진보, 사회의 복잡화에 따라 정신적 불건강자가 증가하여 마음의 건강이 신체의 건강에 못지않게 중시되고 있다. 또한 사회의 건강, 인간다운 삶에 더하여 남의 건강피해까지를 생각하는 적극적 건강인 윤리적 건강까지를 고려하고 있는 실정이다. 이웃을 의식하며 감사하게 사는 길, 질서를 지키는 일, 사회의 안정을 유지하는 길, 밝은 직장생활 등 모두가 건강하고 인간다운 보람 있는 삶의 길이다.

건강한 삶을 위해 건강을 유지하는 비결은 1) 적절한 마음가짐 2) 스트레스 해소 3) 적절한 운동 4) 금연 5) 건강한 음주 6) 건강한 식생활 7) 적절한 체중 8) 적절한 수면과 휴식 9) 정기건강진단 및 예방접종 10) 건전한 성생활 11) 사고 줄이기 12) 약물 오남용 안 하기로 요약할 수 있다.

건강하다고 느끼는 것은 언제나 마음과 몸이 하나가 되어 일을 잘 할 수 있고, 가지고 있는 힘을 충분히 발휘할 수 있는 것을 의미한다. 현실에 긍정적으로 대처하며 보람 있게 살면서, 고통 즉 불쾌하지 않은 생활을 지낼 수 있는 것이 건강한 삶이다.

건강의 개념

요즈음 세상 사람들의 관심거리 가운데 빼놓을 수 없는 것이 건강이다. 거의 모든 매스컴에서 고정적인 프로그램이나 정보란을 두고 건강문제를 다루고 있음을 우리는 익히 보고 듣고 있다.

건강이란 무엇이며 어떤 상태를 건강하다고 표현할 수 있을까? 이러한 질문은 답변이 쉬우면서도 한편으로는 매우 어렵다.

성서에서는 건강을 신체적인 면과 정신적인 면에 국한하여 기술하고 있다. 즉, 몸의 건강이 제일이므로 아픔에 시달리는 생활보다는 영원한 안식이 낫고 먹지 못하고 젯상을 바라보고 한숨 짓는 자는 처녀를 품에 안고 한숨 짓는 병신과 같다고 하였다. 또한 더하여 마음의 기쁨은 사람에게 생기를 주고 쾌활은 수명을 연장시키므로 부질없는 생각, 근심과 걱정, 슬픔은 쫓아 버리라고 하여 정신적인 건강을 포함시켰다.

그러나 이러한 건강의 개념은 사회경제적 여건, 질병양상, 주민의 의식구조 그리고 국내외적인 보건의료 환경변화에 따라 새롭게 이해되고 개념화된다.

세계보건기구는 건강을 '단지 질병이나 허약이 없는데 그치지 않고 신체적 · 정신적 및 사회적 안녕의 완전한 상태'라고 추상적인 정의를 하였다. 건강이란 단지 질병이 없는 것으로 대부분이 아직까지 생각하고 있다. 그러나 건강함은 환경적, 물리적, 행위적, 심리적 및 사회적 요인들에 의해 영향을 받게 된다. 따라서 오늘날의 건강은 적극적으로 질병예방과 건강증진에 노력하여 적절한 관리를 함으로써 최적의 상태를 유지하는 것이다. 모든 자질, 기능, 능력이 신체적으로나 정신적으로 또는 도덕적으로 최고로 발달하고 완전히 조화된 상태가 진실한 건강이다.

건강은 기본 인권 가운데 하나이다. 모든 주민이 사회적으로나 경제적으로 생산적인 생활을 능히 할 수 있는 필요한 건강을 갖는다면 이러한 안녕 상태를 가질 수 있다. 따라서 사회적으로 건강의 개념을 새롭게 하고, 국가는 국민 개개인에게 출생부터 사망에 이르는 전 생애주기별로 요구되는 필수적인 건강서비스를 통하여 일상생활을 영위하여 나아갈 수 있도록 하여야 한다.

보건복지부가 제정한 국민건강생활지침을 통해 건강의 개념을 정리해 보자.

① 청결을 생활화합시다. ② 음식은 싱겁고 가볍게 골고루 먹읍시다. ③ 예방접종과 건강진단은 때맞추어 받읍시다. ④ 과음하지 말고 담배는 피우지 맙시다. ⑤ 규칙적인 운동으로 신체의 활력을 유지합시다. ⑥ 일하며 보람 찾고 즐거운 마음으로 살아갑시다. ⑦ 공공질서 지키며 안전사고를 예방합시다. ⑧ 아껴쓰고 적게 버려 건강한 환경을 만듭시다.

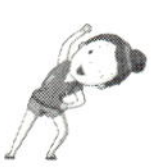

건강을 위한 행동

최근 생활수준의 향상으로 인한 생활의 질적 향상 추구로 건강에 대한 관심과 욕구가 날로 증대되고 있으나 건강에 대한 인식부족과 무절제한 생활로 건강을 해치고 있는 사람들도 적지 않다. 산업화 및 도시화에 따른 환경오염, 사고발생의 증가와 더불어 생활양식의 변화에서 오는 영양의 불균형, 운동부족, 흡연, 음주 등은 건강을 저해하는 위험요인으로서 심각한 보건문제를 야기한다. 질병발생의 대부분은 건강을 해치는 이러한 생활양식이나 건강습관 등 행동적인 병인에서 비롯된 것이므로 이를 개선하여 건강생활을 실천할 경우 많은 질병을 조기에 예방할 수 있다.

그러나 이제까지 건강문제는 전문 의료인만이 다룰 수 있는 것으로 인식하여 우리들 스스로 건강해지려는 노력이 부족한 면이 많았다. 평소 건강생활 실천을 통해서 건강을 유지 향상하려는 노력, 이것이 바로 질병의 고통 없이 신체적, 정신적, 사회적 안녕상태를 유지하며 삶의 질을 높이는 중요한 요소가 될 수 있다. 따라서 건강에 대한 올바른 인식을 갖고 건강에 유익한 생활양식과 건강습관 등을 키워나가도록 건강생활 실천운동을 전개하고 보건교육을 강화하는 것도 효과적인 건강관리가 될 수 있다.

건강을 위한 행동은 단적으로 건강증진 및 질병예방으로 표현할 수 있다. 건강증진이란 질병에 걸릴 위험을 감소시키며, 개인의 건강상태를 강화시키는 것으로 건강한 행동을 추구하는 것이다.

건강을 위한 행동의 범주는 크게 세 가지로 첫째, 예방적인 건강서비스로 고혈압 관리, 예방접종, 여성과 어린이 건강 등 개인보다 집단위주의 건강행동이 있다. 둘째, 건강을 적극적으로 보조하는 개념으로 공공 및 민간조직이 참여하는 상수도의 불소화 사업, 감염병 관리, 독성물질 관리 등이 있다. 셋째, 건강증진으로 영양, 체중조절, 적절한 음주 및 약물사용, 금연, 휴식과 수면, 스트레스 해소 등 개인의 질병에 대한 위험요소를 조절하는 개념이다.

결국 국민들의 건강욕구 증대와 상병양상 변화에 대한 효과적인 대응은 질병발생 이전에 적극적인 건강증진책을 강구하는 것이다. 우리 모두가 참여하여 건강증진 활동을 전 사회 운동으로 활발히 전개할 때 건강혁명은 이루어 질 수 있다.

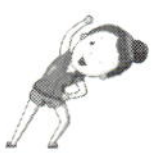

바른 생활습관이 건강장수의 비결

사람이면 누구나 습관이란 것을 가지고 있다. 그런데 우리 각자가 가지고 있는 습관들 가운데는 좋은 습관도 있지만, 반드시 버려야 할 습관도 많다. 습관이란 우리 인간들에게 때때로 폭력 이상의 것을 행사할 뿐 아니라, '세 살 적 버릇이 여든까지 간다'는 말이 있듯이, 한 번 잘못 길들여진 습관은 여간 고치기가 쉽지 않다. 그러므로 우리는 좋은 습관을 길들이도록 노력하여야 한다.

건강장수의 비결도 먼 데 있지 않고 식이 습관 등과 같은 가까운 생활습관에 달려있다. 따라서 우리가 잘 알면서도 지키지 못하는 생활습관을 조금만 신경 써서 실천하면 무병장수 할 수 있다.

질병의 예방은 건강을 증진시켜 발병을 예방하는 1차 예방, 질병을 조기에 발견하여 조기에 치료하는 2차 예방, 질병에 걸린 후의 기능 회복 및 기능 유지를 위한 3차 예방, 세 가지로 나눌 수 있다. 이 가운데 가장 기본이 되는 것은 건강한 생활습관을 스스로 확립하는 1차 예방이다.

'성인병' 이라는 용어에서 새로이 명명된 '생활습관병'은 생활습관의 개선을 목표로 하는 1차 예방을 촉진하기 위해 도입된 개념이다.

오늘날의 만성질환은 환경 및 생활양식의 변화와 관련된 다원적 요인에 의한 것이다. 즉, 인간이 만들어낸 환경오염과 흡연, 음주, 자동차, 운동 부족, 영양 불균형, 스트레스 등의 환경 및 생활양식의 변화에서 오는 문제이다. 따라서 과거 급성감염질환의 예방관리에 매우 성공적이었던 예방접종 및 위생관리 방식은 오늘날의 주요 건강문제인 만성질환 및 사고의 예방관리에는 효과적인 대응이 되지 못한다. 이제는 환경 및 생활습관의 개선에 초점을 둔 새로운 접근 방식이 요구된다. 따라서 대부분의 질병을 '생활습관병'이라고 하는 관점으로부터 조명하는 것이 바람직하다.

1965년에 캘리포니아대학의 브레스로(Breslow)는 6가지 건강 습관의 유무가 수명과 질병의 발생에 영향을 미친다고 하였다. 첫째, 간식을 먹지 않고 하루 세 끼를 규칙적으로 먹는다. 둘째, 1주일에 최소한 3회 이상의 적당한 운동을 한다. 셋째, 매일 밤 7~8시간의 수면을 취한다. 넷째, 금연한다. 다섯째, 정상 수준의 체중을 유지한다. 여섯째, 필요한 경우에도 적당량만 음주한다 등이다. 그는 45세 남자가 위에 열거한 6가지 건강 습관 가운데 2가지 이하만 지킬 경우의 평균 여명(그 연령까지 살아난 사람이 장차 더 살 수 있는 연수)은 21.6년, 6가지 건강 습관 거의 모두를 실천한다면 33.1년으로 위와 같은 간단한 건강 행태의 실천으로 그것을 잘 지키지 않은 사람보다 11년까지 더 살 수 있다고 하였다.

우리들의 건강을 위협하는 중대한 질병 가운데는 그 발병 및 정도가 생활습관과 밀접하게 관련된 것이 많다. 따라서 우리는 유전 요인, 외부 환경 요인 등 고정된 소인을 바꿀 수는 없지만 생활습관을 바꾸는 것은 얼마든지 가능하다는 점에 주목해야 한다. 타고난 체질이나 누구도 피할 수 없는 노화에 의한 질병과는 달리, 생활습관은 스스로 얼마든지 바꿀 수 있기 때문이다. 생활습관과 밀접한 관련이 있는 질병으로는 당뇨병, 골다공증, 고혈압, 협심증, 심근경색, 뇌졸중, 암 등 많은 질병들이 있다.

따라서 자신의 일상생활 및 직장생활에서 익혀온 습관이나 생활양식 가운데 건강에 해로운 것을 건강에 이로운 습관 및 생활양식으로 바꾸고, 건강행동 즉, 운동, 휴식, 개인위생, 긍정적인 사고와 적극적인 행동, 즐거운 생활태도 등을 적극적으로 실천함으로써 질병을 예방하고 건강을 유지 증진하여야 한다.

현재는 '생활습관병의 시대'라고 불리고 있고 이들 질병은 개인의 행동 및 습관에 크게 기인한다. 스스로가 자신의 건강 및 질병에 걸리는 것을 선택할 수 있다는 것이다. 우리나라에서 사망자의 약 50%는 이러한 개인의 행동 및 습관에 기인하는 것으로 알려져 있다. 그러므로 개인이 자신의 행동 및 생활습관을 바로 잡으면 매년 10만 명 이상의 사망이 예방될 수 있다. 스스로 건강을 지키고자 하는 긍정적이고 적극적인 자기관리와 올바른 생활습관을 통해 질병은 예방될 수 있다.

연세대 국민건강증진연구소는 21세기에 우리 국민의 건강증진을 위해 버려야 할 습관 7가지를 발표하고 이런 습관들을 과감히 떨쳐버려야 한다고 경고했다. 연구소가 발표한 버려야 할 잘못된 생활습관은 다음과 같다. 첫째가 담배를 피우는 습관이다. 둘째로 과음, 폭음, 폭탄주 돌리기, 그리고 술을 강권하는 습관이다. 셋째, 배불리 먹는 습관이다. 넷째, 주로 앉아 지내면서 몸을 충분히 움직이지 않는 습관이다. 다섯째, 지나치게 정신력을 소진하는 생활습관이다. 지나친 욕심, 야심, 불필요한 경쟁과 투쟁, 갈등, 질투, 증오 등은 정신력을 소진하는 생활이다. 여섯째,

안전사고에 설마, 대충, 적당하게 넘어가는 습관이다. 마지막으로 정력 강장제라면 무엇이나 먹는 습관이다.

잘못된 생활습관은 향후 많은 생활습관병을 일으킨다. 따라서 건강을 유지하기 위해서는 바른 생활습관을 갖는 것이 무엇보다 중요하다.

평균수명과 건강연령

질병이 없이 장수하는 것은 누구나 바라는 바이다. 인간의 이러한 마음을 홀려 대중의 관심을 유도하여 만병통치약이나 건강식품이 범람하는 것도 어쩌면 당연한 결과인지도 모른다.

우리는 얼마나 살 수 있을까? 하느님께서는 '사람은 백이십년밖에 살지 못하리라'고 말씀하시어 인간의 수명을 오늘날 의학적으로나 과학적으로 설명하는 인간의 수명 120세를 예측하였다.

평균수명은 출생 시 0세아(兒)의 기대여명으로 해당 연도에 출생한 인구가 주어진 사망력의 유형과 수준이 그대로 적용된다는 가정 하에 평균적으로 살 수 있는 기간을 말한다. 연령별 기대여명은 특정연령까지 생존한 사람이 장차 더 살 수 있는 연수를 말하는데, 연령별 기대여명은 연령이 증가할수록 줄어들게 된다. 2010년도 통계청에서 발표한 우리나라의 생명표를 보면 평균수명은 남자 76.8세, 여자 83.8세로 꾸준히 증가하고 있고 연령별 기대여명도 모든 연령층에서 지속적으로 증가하고 있는 것으로 나타났다.

어떻게 하면 정말로 건강해지고 무병장수할 수 있을까? 질병의 원인은

20세기 이전만 하더라도 환경이 나쁘다든지 유전적으로 병의 소인을 물려받았다든지 하여 개인으로서는 어찌할 수 없는 경우가 많았다. 그러나 만성병 시대에 살고 있는 우리의 질병은 개인의 행동 및 습관에 크게 기인하여 발생한다. 우리나라에서 죽음의 절반은 개인의 행동 및 습관에 연관되어 있어 개인이 자신의 행동 및 생활습관을 바로 잡으면 매년 십만 명 이상의 사망이 예방될 수 있다.

현재 우리가 당면하고 있는 각종 만성 비감염성 질환으로부터 벗어나서 유전적으로 정해진 수명을 건강하게 살기 위해서는 현재의 생활방식을 새로운 생활방식으로 바꾸어야 한다. 부드럽고, 기름지고, 달고, 맛있는 음식을 배불리 먹고, 담배, 술과 각종 음료를 통하여 쾌락을 즐기고, 육체적으로 편안한 생활을 하며 또한 남보다 더 많은 부와 더 높은 지위를 차지하기 위하여 욕심을 부리는 생활 방식은 노화를 촉진시키는 건강하지 못한 생활방식이다. 바람직한 생활방식들은 결코 최근에 새롭게 알려진 것이 아니고 오래 전부터 우리의 선조들에 의하여 지혜로서 우리에게 알려진 것들이다.

사람은 무한토록 건강하게 오래 살 수는 없다. 사람은 나이가 들면 젊은 사람들과는 달리 노화로 인하여 육체적인 적성이 감퇴한다. 인간의 정해진 수명은 종족 고유한 것으로 이미 정해져 있는데 현재 우리는 이상적인 환경 속에서 또는 이상적인 생활방식을 갖고 살지 못하기 때문에 조기 노화현상이 일어나 타고난 수명을 다 살지 못하고 현재 수준의 수명밖에 살지 못한다. 바람직한 생활방식을 가지고 생활함으로써 외부 특성물질에 대한 노출은 최소화되고 내부에서의 독성물질의 생성도 최소화되어 최상의 건강수준을 유지할 수 있다.

'건강연령'하면 아직 많은 사람들에게 생소한 것이지만 과학적으로 건강을 측정하여 실제 수치로 연령을 산출하는 것이라고 설명할 수 있을 것이다. 건강연령은 평소의 행동 및 습관을 점검함으로써 자신이 얼마만큼 건강한가에 대한 지표로 질병이 없는 사람들에 있어서의 건강의 척도이다. 실제 연령이 40세인 남자의 건강연령이 43세라 한다면, 그는 자신보다 3세나 위인 사람의 건강을 가지고 있다는 것이고 반대로 37세라면 40세의 다른 사람들에 비해 3세 정도 더 살 가능성이 높다는 것이다. 따라서 자신의 건강을 위해 행동을 개선하면 얼마만큼 젊어질 수 있고 더 오래 살 수 있다. 생활습관을 개선하고 필요한 예방책을 취하면 40대 이후 사망의 절반 이상을 감소시킬 수 있다.

어떻게 하면 자신의 건강연령을 실제 나이보다 젊게 할 수 있는지는 다음 '10년 젊어지기 위한 장수 십계명'을 보면 알 수 있다.

① 절대 금연을 하자.

② 음주는 금하거나, 하게 되더라도 지나치지 말자.

③ 자신의 혈압을 알고, 이상 시 치료를 받자.

④ B형간염 면역상태를 알고, 필요 시 예방주사를 맞자.

⑤ 안전띠를 항시 착용하고, 음주운전을 절대 금하자.

⑥ 1회 20분 이상, 일주일에 3번 이상, 규칙적인 운동을 하자.

⑦ 자신의 스트레스 정도를 알고, 지나친 스트레스를 피하자.

⑧ 규칙적인 식사를 하고, 다양한 식품을 골고루 먹자.

⑨ 짜게 먹지 말자.

⑩ 하룻밤 7~8시간의 수면을 취하자.

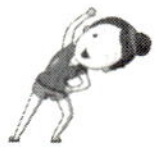

건강하게 오래 살기를 소원한다면

사람들은 대부분 건강하게 오래 사는 것을 소원한다. 적어도 사는 날까지는 건강하기를 원하는 것이 사람의 공통된 마음이다. 인간의 다섯 가지 복 가운데에서 셋이 건강과 장수, 그리고 부여된 목숨을 탈 없이 마치는 고종명이라고 한다. 그러나 건강하면 장수하는 것이 당연한 이치지만, 수명의 인위적 연장이라는 개념을 놓고 볼 때 단순히 수명이 긴 것과 건강함이 반드시 일치하는 것만은 아니다. 따라서 삶의 질이라는 측면에서 볼 때 건강하게 장수를 누리는 것이 매우 중요하다.

우리의 생애 중에서 건강하게 사는 기간, 즉 질병이 없는 기간이 건강기간이다. 일생 동안 건강한 삶의 기간은 남성이 여성보다 평균수명이 더 짧음에도 불구하고 더 길다. 또한 전 생애를 통해 건강한 삶이 차지하는 비율도 남성들이 여성보다 더 높다. 이는 여성들이 남성들보다 더 자주 아프다는 것을 의미한다. 우리는 주위에서 여성들이 남성에 비해 잔병치레를 더 자주 하면서도 오래 살고, 반면에 남성은 겉으로는 건강한 것 같으면서도 어느 날 갑자기 중병으로 진단 받고 죽음에 이르는 것을 자주 보게 된다. 남성의 이와 같은 현상은 남성이 여성에 비해 병원에 가기 싫어하기 때문이라는 보고도 있다.

여성이 남성보다 더 자주 아프기 때문에 결과적으로 건강기간이 짧다는 것은 다음의 세 가지 때문으로 간주하고 있다. 첫째는 여성이 남성에 비해 민감하기 때문에 동일한 정도의 불편함도 상병으로 간주하여 호소하는 경향이 크다는 것이다. 아픔에 대한 반응으로 여성이 남성에 비해 약을 더 복용하고 병원을 더 찾으며, 활동이 제한되고 병석에 누워 있는 기간이 더 길다. 둘째는 여성은 임신과 출산 때문에 실제로 병을 가질 가능성이 더 높다는 것이다. 생리를 시작으로 임신과 분만 그리고 산욕기를 거치면서 여성과 관련된 질환이 더 잦을 수 있고 이는 폐경기까지 지속될 수 있다. 셋째는 여성의 질병이 덜 치명적이어서 병을 앓고 있는 기간이 길다는 것이다. 실제로 여성에게는 갑상선질환, 당뇨병, 관절염, 빈혈증, 비뇨생식기계 질환이 많으며, 남성의 경우는 폐암, 허혈성 심질환, 사고, 간질환 등이 더 많다. 이러한 질환의 특성상 여성의 상병률과 이환기간이 더 길게 된다는 것이다.

여성이 남성에 비해 평균적으로 더 오래 산다는 것은 5~7년 정도 평균수명이 길다는 선진국의 예에서도 찾을 수 있다. 여성이 남성에 비해 더 오래 산다는 이유는 다음의 두 가지로 해석된다. 첫째는 생리적 요인으로 남성과 여성의 호르몬의 차이가 여성을 더 오래 살도록 돕는 요인이 된다는 것이다. 여성은 사춘기부터 폐경기까지 여성호르몬이 생성되는데 이들 여성호르몬이 심장과 혈관에 긍정적인 영향을 미쳐 이들 질환의 발생을 낮게 한다. 또한 여성호르몬은 인체를 유연하게 하여 물리적인 충격으로부터 완충적 기능을 하며, 면역력을 증강시켜 특정 감염으로부터 보호해 주어 감염성질환의 이환이 더 낮다. 또한 남성의 세포보다 여성의 세포가 유전적 요인에 의해 노화가 더 더디다는 연구도 있다. 둘째는 생활환경과 생활습관의 차이가 여성이 남성보다 더 오래 살게 하는 요인이 된다는 것이다. 유해한 환경이나 건강에 해로운 기호품에의 폭로, 스트레스, 사회생활로 인한 감염기회의 확대 등에 의해 남성이 급만성질환에 이환될 가능성이 높다.

그러나 이상적인 건강생활을 실천하는 지역을 대상으로 한 연구를 보면 남녀간의 평균수명에는 거의 차이가 없다고 한다. 즉 이러한 차이는 생리적, 유전적 차이보다는 건강행위 요인에 의한 것으로 절제 있는 음주와 금연, 적절한 운동과 스트레스의 관리, 적절한 수면, 주기적인 건강검진, 건강한 식습관, 적절한 체중 등의 실천으로 차이는 충분히 극복될 수 있다는 것이다.

따라서 건강하게 오래 사는, 건강기간과 평균수명을 늘리는 길은 좋은 생활양식과 행위의 실천이 중요하다. 생활양식과 행위들이 좋은 건강을 달성하는데 58% 이상 기여한다고 한다. 앞으로의 건강에 관련된 상태는 현재 선택하는 행위들에 의하여 결정될 수밖에 없다.

건강습관과 건강행위의 실천은 많은 편익을 가져다준다. 그러나 실천을 통해 건강해지고 건강한 상태를 유지하는 것은 실제로 어려운 일임에 분명하다. 변화한다는 것은 쉬운 일이 아니다. 부정적인 행위들을 건강한 행위로 변화시키는 데는 오랜 시간이 걸리는 어려운 과정이다. 계획을 짜서 의식적으로 노력하는 것이 최고의 지침이다.

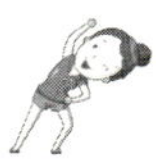

스트레스와 건강

오늘날 흔히 쓰는 '스트레스'라는 말은 라틴어의 '무엇을 조인다'라는 뜻에서 유래되었다. 스트레스는 어떤 자극에 대해서 저항하는 상태로 개인의 신체와 심리상태를 위협하는 환경적 조건이다. 과거에는 주로 신체적 스트레스에 시달려 왔으나, 현대에 와서는 정신적 스트레스에 의해 괴로움을 겪게 되고 고생하고 있다. 현대인들은 스트레스 과잉시대에 살고 있으며 앞으로도 이러한 스트레스는 더욱 증가될 전망이다.

스트레스가 없는 사회란 있을 수 없으며, 생활하면서 누구나 크고 작은 스트레스를 경험한다. 이것저것 신경을 쓰지 않고 사는 길은 죽음뿐이다. 스트레스가 자극으로 작용하여 인간은 생활에 변화를 주고 성장하며 저항력도 갖게 된다. 다만 스트레스가 너무 강할 때 또는 스트레스에 너무 민감한 사람이 문제가 되는 것이다.

스트레스를 받으면 첫 단계로 신체의 방어기전이라고 할 수 있는 경고반응이 일어나 뇌하수체와 부신수질이 호르몬 분비를 촉진해 혈압상승, 맥박증가, 체온상승 등의 생리변화가 나타난다. 두 번째 단계는 저항기로 생리적 변화를 원상태로 돌리려 한다. 이때 각종 질병에 대한 저항력은 약해져 방어기전이 지쳐 신체적, 정신적 장애를 일으키는 피로기로 접어들어 동맥경화증, 위 · 십이지장 궤양 등 각종 질환이 발생하게 된다. 스트레스에 적응하는 행동은 개인의 성격이나 생활환경에 많은 영향을 받는다.

모든 질병의 80%는 2년 이내의 생활 스트레스와 직 · 간접적으로 연관되어 있다고 한다. 걱정거리가 오래 계속되면 그것만으로 여러 증상이 나타날 뿐 아니라 검사 상에도 일시적으로 콜레스테롤 수치가 높아지거나 요당이 나오기도 하고 간기능 검사의 수치가 나쁘게 나타나는 수도 있다. 과도한 스트레스의 축적은 정신적, 육체적으로 변조를 초래하여 정신신체질환이라 불리는 자율신경실조증을 일으킨다. 스트레스를 많이 받으면 고혈압, 당뇨, 동맥경화증 등 성인병과 위궤양, 과민성대장염, 비만, 만성전립샘염, 탈모, 기능성 발기부전, 각종 암 등을 유발시킨다.

그렇다면 동일한 스트레스를 받고도 건강에 해를 적게 받기 위해서는 어떻게 대처하는 것이 좋을까?

첫째, 스트레스 자체의 원인을 발견하자. 다시 말해 직장에서나 가정에서 심리적 갈등을 제공하는 사람이 누구인가, 어떤 종류의 일인가를 찾아보고 정면으로 대처하는 것이 최상의 방법이다.

둘째, 뚜렷한 가치관을 설정하자. 흔히들 출세를 해야겠다, 승진을 해야겠다, 돈을 많이 벌어야겠다는 식으로 스스로를 얽어매는 경우가 많은데, 그보다 냉정하게 '내게서 가장 중요한 것이 무엇인가'를 판단하여 사사로운 일을 버리고 추진할 수 있도록 해야 한다.

셋째, 실패나 곤란한 처지에 놓였을 때 괴로움이나 고민을 털어놓을 수 있는 사람을 갖자.

넷째, 다른 사람을 위해서 무슨 일인가를 하자. 이는 다른 사람에게 손을 뻗어 도와주고자 할 때는 우울하고 침체되었던 스스로의 마음이 열리게 되기 때문이다.

다섯째, 무슨 일을 할 때 한꺼번에 두 가지 이상 하지 말고 자기 스스로의 능력을 알자. 한사람의 능력은 한계가 있으므로 적당한 리듬으로 착실하게 일을 처리하고 하루 종일 일하기보다는 때때로 휴식을 취하며 조용한 분위기에서 하루 일과를 반성하는 기도나 명상의 시간을 갖도록 해야 한다.

또한 어느 정도의 스트레스는 누구에게나 있게 마련이므로 이런 스트레스가 유익할 수 있다는 것도 잊지 말아야 한다. '좀 더 천천히', '항상 한 발 늦게'하는 마음을 가지고, 지나친 걱정이나 화를 잘 내고 신경질적인 공격심은 긴장을 초래하므로 피해야 한다.

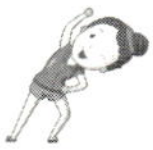

100세 건강을 위해 추천하는 건강법

사람은 100세 이상 살도록 설계 되어 있다고 한다. 100세 시대에 걸맞게 2009년 한국 여성의 기대수명은 83.8세, 남성은 76.8세로 한국인 전체의 기대수명은 80.3세로 나타났다. 기대수명은 그해 태어난 아기가 생존할 것으로 기대되는 평균수명을 뜻한다.

건강한 삶을 누리기 위해서는 꼭 해야 할 일과 해서는 안 될 일들을 정확하게 구분하고 실천하여야 한다. 대부분의 사망 원인인 심장병, 뇌졸중, 암, 폐질환 및 사고 등은 예방이 가능하거나 관리 및 조절이 가능하다. 다음에 열거하는 사항들은 미국가정의협회에서 추천하는 건강법이다.

첫째, 금연이다. 사망 여섯 건 가운데 적어도 한 건은 흡연과 관계가 있다. 금연만 실천해도 많은 건강상의 이득을 얻을 수 있다. 당장 결단을 내리고 시작해야 하는 일 가운데 하나가 금연이다. 둘째, 절주이다. 마시지 않는 것이 제일 좋지만 두 잔 정도로 제한하고 술을 마시지 않는 안식일을 갖자. 셋째, 올바른 식사메뉴이다. 대체로 채소, 과일과 섬유질이 풍부한 음식이 좋고 기름진 음식은 좋지 않다. 넷째, 체중조절이다. 과체중은 고혈압, 고지혈증, 당뇨, 심장병, 뇌졸중, 담낭질환 및 관절의 염증과 깊은 관계에 있다. 다섯째, 운동이다. 운동은 심장병, 혈압, 당뇨, 골다공증, 우울증의 예방에 도움이 된다. 한번에 30~60분 정도, 일주일에 4~6일 운동하자. 여섯째, 콜레스테롤과 혈압의 조절이다. 적절한 음식과 운동, 투약 등으로 확실하게 조절하자. 혈관이 빨리 손상 되는 것을 예방할 수도 있다. 일곱째, 예방접종이다. 적기에 예방접종을 하는 것을 잊지 말자. 여덟째, 건강검진이다. 정기적인 건강검진을 받고, 의사와 상의하여 위험성이 높은 항목에 대해 맞춤형 검진을 시행하는 것이 좋다.

건강 제안 – 금연, 절주, 운동

한 해를 새롭게 시작하는 새해 새아침이 밝아오면 많은 사람들이 한 해의 소망을 빌어 본다. 소망 가운데 빠지지 않는 것이 바로 나의 건강 또는 가족의 건강이다. 또한 새해가 시작되면 누구나 '몸도 튼튼, 마음도 튼튼' 새해를 출발하겠다고 다짐을 한다. 그러나 보통 사흘 이상을 지키기가 어렵다. 건강관리를 위한 원칙은 누구나 다 알고 있는데, 하고 싶은 것을 참고, 하기 싫은 것을 하는 것은 결코 쉬운 일이 아니기 때문이다.

1950년대부터 시작된 한 연구결과는 건강을 위한 좋은 습관 7가지를 제시하고 있다. 이는 하루 7~8 시간의 충분한 수면, 체중 조절, 적당한 운동, 음주 제한, 금연, 아침 식사하기 그리고 간식 적게 먹기 등이다. 누구나 다 아는 평범한 것이지만 실천하기는 쉽지 않은 것들이다.

건강을 위해 일반적으로 설계해야 할 공통적 건강계획은 금연, 절주, 운동으로 요약할 수 있다. 많은 사람들이 음주와 흡연을 하며 평소 운동이 부족하기 때문이다.

담배는 즉시, 무조건 끊어야 한다. 담배를 끊는 것은 새해 결심 가운데 가장 흔하지만 성공하기는 매우 어렵다. 음주는 하루 석 잔 이하로 주 3회 이내로 조절해야 한다. 만약 이 조건이 충족되지 않더라도 매일 먹어서는 안 된다. 간이 회복할 시간을 주어야 한다. 운동은 매주 3회 이상

하루 1시간 정도 하는 것이 좋다. 실천 가능한 목표를 정해 꾸준히 하는 것이 무엇보다 중요하다. 시간이 없으면 계단 오르기나 멀리 주차하기 등을 통해 운동을 일상 생활화하는 것이 중요하다.

한 해를 새롭게 시작하는 새해에는 자기에게 중요한 것이 무엇인지 생각해보고 자신의 건강과 행복을 돌볼 시간을 만들어 보자.

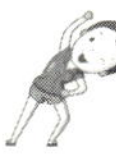

국민건강생활지침 실천하여 건강을 지키자

1993년 보건복지부에서 제정한 국민건강생활지침은 다음 여덟 항목으로 되어 있다. 이들을 적극적으로 실천하여 자신의 건강을 지키자.

1) 청결을 생활화합시다. 청결의 생활화는 청결을 생활습관으로 만드는 것이다. 개인위생뿐만 아니라 주위환경, 일터를 깨끗이 하고, 자연환경을 보전한다.
2) 음식은 싱겁고 가볍게 골고루 먹읍시다. 현재의 건강을 유지하기 위하여 자기의 식생활 관리를 철저히 한다. 염분의 섭취와 음식의 양을 조절하고, 다양한 식품을 선택하여 먹는다.
3) 예방접종과 건강진단은 때맞추어 받읍시다. 예방접종으로 전염병에 걸리지 않도록 하고, 건강진단을 실시함으로써 질병을 예방하고 건강을 증진한다.
4) 과음하지 말고 담배는 피우지 맙시다. 알코올의 섭취를 줄이고, 흡연을 하지 않는 사회분위기를 조성하도록 한다.
5) 규칙적인 운동으로 신체의 활력을 유지합시다. 신체적, 정신적으로 건

강하게 되려면 계속적으로 단계적인 알맞은 신체활동이 이루어져야 한다.

6) 일하며 보람 찾고 즐거운 마음으로 살아갑시다. 일에서 보람을 느끼고 만족해하며 열심히 살도록 하며, 기쁨과 즐거움 등의 긍정적인 감정 상태로 살아가도록 한다.
7) 공공질서 지키며 안전사고를 예방합시다. 공공질서 및 안전의식을 키우고 규칙 지키기를 체질화한다.
8) 아껴 쓰고 적게 버려 건강한 환경을 만듭시다. 가정에서부터 쓰레기 발생량을 줄이고, 합성세제 사용량을 줄이도록 한다. 대기오염을 줄이기 위해 가능한 대중교통수단을 이용하도록 한다.

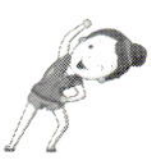

잠을 잘 자기 위한 좋은 수면습관

사람은 평균적으로 일생의 ⅓을 잠으로 보낸다. 잠은 사람에게 가장 기본적인 휴식의 시간이며, 피로에 지친 육신과 정신을 회복시키는 에너지 보충의 시간이다. 성장기의 아이들에게 성장호르몬이 가장 많이 분비되는 시간이기도 하다.

좋은 잠이란 아침에 눈을 떠서 5분 후에 상쾌한 기분이 드는 잠이다. 두통이나 근육통이 없어야 하고, 낮에 졸리거나 집중력 장애, 기억력 장애 등도 일으키지 않아야 한다. 이런 좋은 잠이 되려면 잠자리에 누워 5~10분 내에 잠들어야 하고 자주 깨지 않아야 한다. 성인은 7~8시간의 잠을 자야 건강에 좋지만 하루에 필요한 수면시간은 사람마다 다르고,

몇 시간을 자느냐 보다는 잠의 질이 중요하다.

잘 자는 잠이란 오래 자는 잠이 아니라 깊고 편하게 자는 잠이다. 그래서 잠을 잘 자기 위해서는 좋은 수면습관이 필요하다.

① 주중, 주말에 항상 일정한 취침 패턴을 유지하라. ② 매일 40분~1시간 정도의 규칙적인 운동을 하라. ③ 숙면을 방해하는 커피 등 카페인 음료는 늦은 오후 이후에는 가급적 마시지 않는 것이 좋다. ④ 숙면을 방해하는 술과 담배도 피하라. ⑤ 잠자기 전 과식을 피하라. ⑥ 잠자기 전 30분~1시간 동안 가벼운 독서나 음악감상 등으로 긴장을 풀어주면 숙면에 도움이 된다. ⑦ 스트레스 등으로 잠들기 어려울 때는 잠자리에서 벗어나 다른 일을 하다가 졸리면 다시 잠자리에 들어라. ⑧ 밤중에 자다가 깼을 때는 밝은 빛을 피하라. ⑨ 수면제 복용을 피하라. 불면증이 되풀이 되면 전문의의 치료를 받는 것이 좋다. ⑩ 낮잠은 20분 이내로 짧게 자는 것이 좋다.

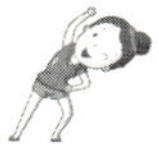

나는 잘 자고 있는가? 수면상태 자가조사법

좋은 수면 습관은 건강한 삶을 위한 기본조건이다. 잠은 얼마나 오래 자느냐보다 얼마나 깊고 편하게 잘 자느냐가 더 중요하다. 수면 상태가 불량하면 잠을 많이 자도 개운치 않고 업무 능률을 떨어뜨리는 것은 물론 건강에 나쁜 영향을 줄 수 있다. 바람직한 수면습관과 함께 규칙적이고 충분한 수면 시간을 가지는 것이 가장 건강한 수면이다. 나는 잘 자고 있는가? 자신의 수면상태를 다음 20항목의 설문으로 간단히 체크할 수 있다.

① 저녁에 과식을 하는 편이다. ② 저녁 식사 후에 커피를 마신다. ③ 밤에 간식을 즐긴다. ④ 잠들기 2시간 전에 물이나 음료수를 많이 마신다. ⑤ 잠을 자기 전 술을 가끔 마신다. ⑥ 잠자리가 매우 푹신하다. ⑦ 잠자리가 너무 딱딱하다. ⑧ 잠들 때 음악을 들으며 자는 경우가 많다. ⑨ 작은 불을 켜 놓고 잔다. ⑩ 실내 온도를 약간 덥게 하고 잔다. ⑪ 다음날을 위해 억지로 자는 편이다. ⑫ 자기 전에 무서운 영화나 TV를 보곤 한다. ⑬ 잠자리에서 책을 보거나 일을 자주 한다. ⑭ 잠드는 시간이 불규칙하다. ⑮ 아침에 일어나는 시간이 불규칙한 편이다. ⑯ 점심 식사 후에 잠깐씩 낮잠을 즐긴다. ⑰ 가끔 수면제를 복용하기도 한다. ⑱ 저녁에 격렬한 운동으로 피곤을 유발한다. ⑲ 잠이 오지 않을 때는 그대로 누워서 공상을 한다. ⑳ 코를 심하게 고는 편이다.

0~10개를 예라고 답하면 현재 수면습관은 일반적인 수준이다.11~15개는 불량한 수면상태로 오늘부터 수면습관을 바꾸어 건강한 생활습관을 만들어 보자. 16~20개는 매우 불량한 수면상태로 당장 수면습관을 고쳐야 한다.

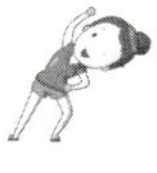

건강한 생활습관 실천으로 암 예방하기

우리나라 국민이 살아가면서 암에 걸릴 확률은 34.0%로 3명 중 1명은 암에 걸리고, 현재 인구 70명당 1명이 암 치료를 받고 있는 중이거나 암 치료 후 생존해 있다고 한다. 그러므로 이제 암은 우리 생활 가운데에서 흔히 접하게 되는 질환이고, 생활 속에서 예방하고 관리하며 우리와 함께 살아가야 하는 질병이 되었다.

암 발생이 지속적으로 증가하고 있는 이유는 노인 인구의 증가, 진단 기술의 발달과 조기 검진 활성화, 식생활 등 생활습관의 서구화이다. 암 발생은 계속해서 증가할 것으로 전망되는데 암 종류별로는 남자의 경우 위암, 대장암, 폐암, 간암 순으로, 여자의 경우에는 갑상샘암, 유방암, 위암, 대장암 순으로 많이 발생한다.

그러나 암에 걸리는 사람들이 점점 많아지고 있음에도 불구하고, 암 환자의 생존율이 점점 좋아지고 있다는 것은 희망적이다. 진단 및 치료 기술 수준의 향상과 검진의 활성화로 조기에 발견되는 암이 많이 늘었기 때문이다.

최근 빠르게 증가되고 있는 암을 예방하기 위해서는 건강한 생활습관을 가지는 것이 매우 중요하다. 세계보건기구에서는 암 발생 인구의 ⅓은 예방 가능하고, ⅓은 조기 진단만 되면 완치가 가능하며, 나머지 ⅓의 환자도 적절한 치료를 하면 완화가 가능한 것으로 보고 있다. 암 사망의 30%는 흡연에 의해, 30%는 식이요인에 의해, 18%는 만성감염에 기인하고, 그밖에 직업, 유전, 음주, 생식요인 및 호르몬, 방사선, 환경오염 등의 요인도 각각 1~5% 정도 기여 하고 있는 것으로 알려져 있다.

따라서 일상생활에서 적용할 수 있는 암 예방 생활습관 실천과 조기검진만으로도 암 질환의 상당 부분은 예방이 가능하다고 할 수 있다.

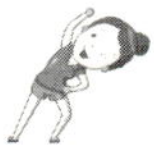

올바른 손씻기, 건강의 첫걸음이다

사람의 신체 가운데 유해세균과 가장 많이 접촉하는 부위는 손이며 각종 질병의 70%가 손에서 손으로 전염된다. 세균성 이질, 감기, 눈병, 조류인플루엔자, 식중독, 콜레라 등을 일으키는 병균들은 주로 손을 통해 옮겨 다니므로 평소에 손만 제대로 씻어도 많은 질병을 예방할 수 있다. 따라서 감염병으로부터 나를 지키는 가장 좋은 습관은 올바른 손씻기이다.

그러나 손 청결에 대한 우리 국민의 관심은 그다지 높지 않다. 흐르는 물에 비누를 사용해 손을 씻는 것이 세균제거에 가장 효과적이다. 손등과 손바닥, 손가락을 비누나 세정제로 빠짐없이 닦아야 한다. 가장 중요한 것은 손 씻는 시간이다.

대한의사협회는 '하루 8차례, 한 차례에 30초 이상 손을 씻자'는 '1830 운동'을 펼치고 있다. 손 씻는 시간이 10초가 안 되면 세균이 씻기지 않는다. 바이러스는 손에서 3시간 이상 활동하므로 하루에 적어도 8차례는 씻어야 한다는 것이다. 그것도 손을 말리지 않으면 헛수고다. 젖은 손은 물기를 없앤 손보다 500배 많은 세균을 옮긴다.

범국민손씻기 운동본부에서는 '손씻기 365 운동'을 펼치고 있다. 바로 건강을 위한 가장 기초적인 습관. 건강을 위한 3가지 약속! 자주, 올바르게, 깨끗이 손을 씻을 것. 올바른 손씻기의 6단계를 잘 지켜 씻을 것. 바로 5늘부터 실천할 것.이라 하여 365운동이다.

작은 실천과 관심으로 많은 질병을 예방할 수 있다. 올바른 손씻기는 건강의 첫걸음이다. 손씻기, 지금부터 바로 실천해야 할 일이다.

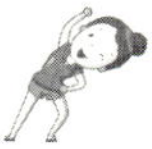

운동으로 건강관리를

고혈압, 뇌졸중, 심장병, 당뇨병 등의 만성퇴행성질환은 '성인병, 현대병, 운동부족병, 생활습관병' 등으로 불려진다. 운동부족은 만성퇴행성 질병을 일으키므로 운동에 의한 체력증진이 건강관리에 중요하다. 운동을 하면 어떤 점이 좋을까? 운동을 하여야 하는 이유는 다음과 같다.

첫째, 근원적으로 성인병을 예방하고 치료해 준다. 운동은 혈중의 콜레스테롤과 저밀도 지단백의 농도를 줄여주고, 몸에 이로운 고밀도 지단백의 농도를 높여줌으로써 동맥경화를 방지한다. 동맥경화는 고혈압, 심근경색, 뇌졸중, 신부전의 주요 원인이다. 또한 당뇨병의 근본 원인을 해결하여 준다.

둘째, 노화를 방지하고 젊음을 유지해 준다. 알맞은 운동은 노화로 인한 신체와 정신기능의 쇠퇴를 방지할 뿐만 아니라 오히려 향상시켜 준다. 또한 골다공증을 예방하며 근육, 건, 인대를 강하게 하여 젊고 건강한 외모를 유지시켜 준다.

셋째, 심장과 폐의 기능을 증진시켜 준다. 심장에서 더 많은 혈액을 전신에 공급하여 체내의 신진대사를 원활하게 하여 각 조직에 산소와 영양물을 충분히 전달하고 조직에 있는 노폐물을 신속히 외부로 방출하게 한다.

넷째, 일상생활에 활력과 자신감을 준다. 운동은 불안, 우울, 분노 등의 감정을 조절할 수 있게 해주고 두통, 어지러움 등의 증상도 완화시켜 심리적인 안정감과 자신감을 준다.

다섯째, 정신적 스트레스를 해소해 준다. 운동을 하면 정신적 스트레스에 대한 반응으로 분비되었던 교감신경 전달 물질의 부산물들을 제거시켜 정신적 스트레스를 잊게 해 주고, 뇌에서의 엔돌핀 분비를 촉진시켜 정신적인 만족감을 증가시켜 준다.

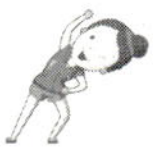

조혈모세포 기증으로 사랑 나눔

골수에 이상이 생겨 정상적인 혈액을 만들어내지 못하는 백혈병, 재생불량성 빈혈 등에 걸리게 되면 많은 환자들이 심한 빈혈과 감염, 출혈 등으로 사망한다. 그러나 항암제, 방사선 등으로 자신의 병든 골수를 모두 소멸시킨 후에 건강한 다른 사람의 조혈모세포를 이식받으면 치료 확률은 급속도로 올라가게 된다.

우리 몸의 피를 만드는 조직이 골수이다. 혈액 속의 적혈구, 백혈구, 혈소판 등이 여기에서 만들어진다. 정상인의 골수혈액에는 모든 혈액세포를 만들어낼 수 있는 능력을 지닌 세포가 약 1% 존재하는데 이를 조혈모세포라고 한다.

환자들 가운데 혈연간에 조직적합성항원이 일치하는 기증자가 없는 경우 타인으로부터 조혈모세포를 이식받아야만 한다. 그러나 한국 사람의 경우 최소한 30만 여명의 사람들의 조직적합형과 맞추어 보아야 조혈모세포 기증을 할 수 있는 사람을 찾을 수 있다. 그래서 국가에서 비용을 들여 조혈모세포 기증을 희망하는 사람들의 조직적합형 검사를 실시하여 이를 자료로 구축하고 있다가 이식이 필요한 환자가 있는 경우 이 자료를 통해 환자와 일치한 등록자를 찾아 기증을 하도록 하고 있다.

조혈모세포 기증은 18세 이상 40세 미만으로 간염이나 감염병, 각종 악성종양, 빈혈, 마약중독, 알코올중독 등 병력이 없는 건강한 사람이면 가능하다. 조혈모세포 기증 시 가장 꺼리는 부분이 조혈모세포를 골반에서 뽑는다는 점인데 최근에는 말초혈에서 조혈모세포를 채취할 수 있게 되어 팔에서 채취하는 방법이 보편적으로 사용되고 있다. 조혈모세포 기증, 헌혈처럼 쉬운 것은 아니지만 생각만큼 그렇게 무섭고 어려운 일도 아니다.

헌혈로 사랑의 표현을

헌혈은 다른 사람의 생명을 구하기 위하여 자신의 몸 일부를 떼내어 다른 사람에게 주는 숭고한 행동으로 폭넓은 의미로 장기 기증의 일종으로 볼 수 있다. 과학이 발달했다고 하지만 피를 대신할 만한 것을 만들어 내지 못하는 상황에서 여러 가지 병이나 부상으로 피가 부족하여 사경을 헤매는 사람들에게 피를 나누는 것은 의학이 할 수 없는 일을 사랑이 대신하는 일이다. 그러나 피가 부족한 이들에게 사랑을 나누어 주는 사람들은 그리 많지 않다.

우리나라에서는 공급이 수요에 미치지 못해 항상 피가 부족한 상태이다. 혈액을 자급자족하기 위해서는 국민헌혈률이 6~7% 수준이 되어야 한다고 한다. 의약품제제용 혈액은 아직도 많은 부분 수입에 의존하고 있다. 게다가 국민헌혈률은 지난 2008년 4.8%, 2009년 5.3%, 2010년 5.5%에 불과한 실정이다. 특히 전체 헌혈의 60% 이상을 차지하는 고교생과

대학생이 방학에 들어가는 동안에는 피 부족현상이 더 심해진다고 한다.

우리 몸은 충분한 양의 혈액을 가지고 있고 매일 일정량 혈액을 새로 만들기 때문에 건강한 성인인 경우 320 mL 또는 400 mL 정도의 헌혈은 일상생활이나 건강에 영향을 주지 않는다. 특히 혈장성분헌혈은 혈액 내의 반 이상을 차지하고 있는 혈장만을 성분채혈기를 이용하여 선택적으로 분리, 채취하여 혈장을 제외한 나머지 성분은 헌혈자에게 되돌려 주는 방법으로 시간이 많이 걸리기 때문에 사람들은 많이 기피하지만, 헌혈을 하고 나서도 물만 잘 마셔주면 금방 회복이 가능하다. 혈장의 대부분은 물로 이루어져 있어 전혈헌혈과는 달리 그 회복이 아주 빠르기 때문에 2주면 다시 헌혈을 해도 무방하다. 특히 여자는 남자보다 혈액 속에 혈장의 양이 많고 한 달에 한 번 월경으로 핏속에 철분이 적을 수 있으므로 여자들에게는 성분헌혈이 권장된다.

혈액 재고량의 부족으로 긴급히 수혈을 받지 못해 목숨까지 위험하다면 그 절박함은 이루 말할 수 없을 것이다. 어렵게 생각하면 한 없이 어려울 수 있겠지만, 가장 쉬우면서도 가장 큰 도움을 줄 수 있는 것이 헌혈이라고 생각된다. 조금만 관심을 가지고 조금만 실천한다면 우리는 생명을 나누는 거룩한 행사를 함께 할 수 있다. 헌혈로 생명을 나누는 숭고한 사랑 실천에 대한 긍지와 보람을 느낄 수 있다.

헌혈 후 받은 증서는 또 한 번의 사랑을 나눌 수 있고 필요할 때 유용하게 사용될 수 있다. 그러나 급감하는 헌혈인구 속에서도 꾸준히 헌혈에 동참해 오고 있는 이들에게 지급되는 헌혈증서 상당수가 활용되지 못한 채 서랍 속에서 낮잠을 자고 있다고 한다. 헌혈증서로 수혈비용을 청구한 건수가 상당히 낮다는 것이다. 이처럼 낮은 증서 환부율은 상당수 헌혈자들이 증서를 활용할 기회가 없었기 때문이기도 하지만 보관부주의로 증서를 분실해 사용을 못한 경우도 상당할 것으로 추정된다. 장롱 속의 헌혈증서는 생명을 구할 수 없다. 서랍이나 지갑 등 깊숙이 넣어둔 채 방치된 헌혈증서를 이웃을 위해 나누는 것 또한 또 하나의 기쁨이 될 것이다.

경제 위축으로 삶이 어려워질 때일수록 서로 나누는 온정과 사랑은 삶의 어려움을 극복하는 원천이다. 헌혈! 세상을 따뜻하게 만들어 주는 이름이다. 사랑의 헌혈! 건강의 상징이다. '헌혈하는 당신이 진정한 영웅'(Every blood donor is a hero)이다.

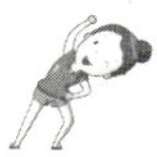

3333운동으로 20개의 치아를 80살까지

건강한 치아는 눈 건강과 더불어 행복한 노후를 위한 조건 가운데 하나이다. 음식물을 잘 씹고, 소화하는 능력은 신체 건강을 유지하는 지름길이기 때문이다. 평소 철저한 치아 관리로 치과 질환을 사전에 예방하는 것이 무엇보다 중요하다.

'하루 3번, 식후 3분 이내, 3분 양치질, 3개월마다 칫솔 교체'는 치아 건강을 위해 매우 중요하다. 일상에서 불편함이나 통증이 없어도 6개월마다 한 번씩 정기검진을 통해 구강상태를 확인하고, 1년에 한 번씩 치석 제거술을 받아야 한다.

스트레스와 음주, 흡연은 치석과 입 냄새, 잇몸질환과 충치의 주요 원인이다. 담배에 포함된 니코틴 등의 유해성분이 신체의 말초혈관을 수축시켜 혈액 순환을 저하시키고, 세균 감염에 대한 체내의 면역작용을 약화시킨다.

보건복지부에서 제시한 구강건강을 위한 10가지 수칙은 다음과 같다. ① 식사 후와 잠자기 전에 반드시 이를 닦읍시다. ② 이를 닦을 때는 위 아래로 깨끗이 닦읍시다. ③ 충치예방을 위해 일정농도의 불소가 들어 있는 물을 마십시다. ④ 단 음식을 적게 먹고 과일과 야채를 많이 먹읍시다. ⑤ 잦니를 잘 관리하여 덧니발생을 예방합시다. ⑥ 6개월마다 정기적으로 구강건강진단을 받읍시다. ⑦ 정기적으로 스케일링을 받읍시다. ⑧ 이쑤시개 사용을 자제하고 치실 사용을 습관화합시다. ⑨ 병마개 따기 등 치아에 무리한 힘을 가하지 맙시다. ⑩ 치아착색, 입 냄새, 구강암 등의 예방을 위해 금연합시다.

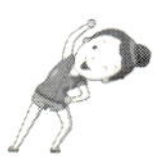

성인을 위한 식생활 지침

2009년 11월, 보건복지부는 '한국인을 위한 식생활 지침' 개정안을 발표하였다. 지침은 임신수유부, 영유아, 어린이, 청소년, 성인에게 생애주기별 특성에 맞는 식생활 실천방안을 제시한 것으로 누구나 쉽게 이해하고 실천할 수 있다. 성인을 위한 식생활 지침은 다음과 같다.

① 각 식품군을 매일 골고루 먹자. 곡류는 다양하게 먹고 전곡을 많이 먹습니다. 여러 가지 색깔의 채소를 매일 먹습니다. 다양한 제철과일을 매일 먹습니다. 간식으로 우유, 요구르트, 치즈와 같은 유제품을 먹습니다. 가임기 여성은 기름기 적은 붉은 살코기를 적절히 먹습니다. ② 활동량을 늘리고 건강 체중을 유지하자. 일상생활에서 많이 움직입니다. 매

일 30분 이상 운동을 합니다. 건강 체중을 유지합니다. 활동량에 맞추어 에너지 섭취량을 조절합니다. ③ 청결한 음식을 알맞게 먹자. 식품을 구매하거나 외식을 할 때 청결한 것으로 선택합니다. 음식은 먹을 만큼만 만들고, 먹을 만큼만 주문합니다. 음식을 만들 때는 식품을 위생적으로 다룹니다. 매일 세끼 식사를 규칙적으로 합니다. 밥과 다양한 반찬으로 균형 잡힌 식생활을 합니다. ④ 짠 음식을 피하고 싱겁게 먹자. 음식을 만들 때는 소금, 간장 등을 보다 적게 사용합니다. 국물을 짜지 않게 만들고, 적게 먹습니다. 음식을 먹을 때 소금, 간장을 더 넣지 않습니다. 김치는 덜 짜게 만들어 먹습니다. ⑤ 지방이 많은 고기나 튀긴 음식을 적게 먹자. 고기는 기름을 떼어내고 먹습니다. 튀긴 음식을 적게 먹습니다. 음식을 만들 때 기름을 적게 사용합니다. ⑥ 술을 마실 때는 그 양을 제한하자. 남자는 하루 2잔, 여자는 1잔 이상 마시지 않습니다. 임신부는 절대로 술을 마시지 않습니다.

건강한 눈

눈과 시력은 무엇과도 바꿀 수 없는 소중한 것이며 항상 최고의 관리를 받을 만한 가치가 있는 것이다. 생활, 직업, 운전, 독서 그리고 다른 많은 여가활동들은 모두 건강한 눈을 필요로 하기 때문이다.

눈은 인체의 감각기관 가운데 시각을 담당하는 매우 중요한 기관이며 또한 개인의 건강상태는 물론 인격, 지식, 교양 등 다양한 개인의 특성을 나타내는 척도이기도 하다. 따라서 언제나 해맑은 눈을 유지함은 매우 중요한 일이다.

현대인은 눈을 무리하게 쓰는 일이 많고 공해나 화장품 등 눈이 상하기 쉬운 환경에 살고 있다. 눈에 발생하는 여러 문제들을 무시하고 소홀히 한다면 이것이 치명적인 시력의 손상을 일으킬 수도 있다. 눈은 한 번 나빠지면 회복이 너무 힘들기 때문이다. 따라서 눈은 평소의 생활 습관을 통해 건강하게 유지하는 것이 가장 좋은 방법이다.

눈 건강을 지키는 생활수칙 중에서 중요한 것은 다음과 같다.

① 글을 읽을 때는 적어도 눈으로부터 30 ㎝ 정도 떨어져야 한다.

② 책을 읽을 때는 충분히 밝은, 그러나 너무 반짝이지 않는 빛 속에서 읽는 것이 좋다.

③ 자세를 바로 하고 읽어야 한다. 신체의 힘을 빼고 등을 수직으로 한, 편안한 자세를 유지하면 눈의 긴장을 방지하고 적절한 시선 고정을 얻을 수 있기 때문이다.

④ 읽는 것과의 각도를 유지해야 한다. 수평면에 책을 놓고 읽어서는 안 된다. 읽는 것이 움직이지 않도록 고정되어 있어야 한다.

⑤ 작은 활자나 질이 나쁜 인쇄물은 읽지 말아야 한다.

⑥ 지나친 집중이나 아주 작은 것을 너무 오래 들여다보는 것은 피하는 게 좋다.

⑦ 흔들리는 차 안에서 책을 읽는 것을 삼가야 한다.

⑧ 휴식을 취해야 한다. 한 동안 가까운 곳에 초점을 맞추고 난 다음에는 눈을 들어 먼 곳을 적어도 10분만 바라보라. 1시간에 한 번, 5분간의 휴식을 취하며 휴식을 취할 때는 근육의 이완을 위해 눈을 감은 상태에서 안구를 굴리는 것이 좋다.

⑨ TV를 볼 때는 적당한 음량으로 맞추고 충분한 크기의 TV 화면으로

보는 것이 좋다.

⑩ 건강한 눈을 유지하기 위해서는 청결과 휴식 그리고 영양의 균형이 기본적으로 필요하다. 항상 손을 비롯한 눈 주위 환경을 청결하게 하고 눈을 혹사하지 말아야 한다.

⑪ 특히 컴퓨터를 장기간 쓰는 사람들은 의도적으로라도 일하는 사이사이에 눈을 한 번씩 깜박거려 줄 필요가 있다.

또한 다음 7가지 증상이 있을 때는 안과 의사에게 진찰을 받도록 하여야 한다.

① 눈이 계속 충혈될 때 ② 눈이 계속 불편하든지 또는 아플 때(특히 외상 후에) ③ 시력장애가 있을 때 ④ 특히 어린아이에게 사팔눈(사시)이 있을 때 ⑤ 눈과 눈꺼풀에 무엇인가 자라나는 경우 혹은 각막에 흰 혼탁이 발생할 때 ⑥ 분비물 또는 눈물이 계속 나올 때 ⑦ 동공의 모양이 양안에서 차이가 나는 경우

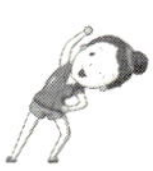

눈 건강관리를 위한 9대 생활 수칙

보건복지부와 대한안과학회는 2012년 눈 건강의 중요성을 알리고 눈 질환에 대한 올바른 이해 및 조기 진단의 중요성을 알리기 위해 '눈 건강관리를 위한 9대 생활 수칙'을 제정하였다. 대표적인 눈 질환인 백내장, 녹내장, 당뇨망막병증, 황반변성 및 약시에 대한 설명과 함께 건강한 눈 관리를 위해 생활 속에서 실천할 수 있는 9가지 수칙을 제시하고 있다.

① 약시를 조기에 발견하려면 되도록 빨리 만 4세 이전에 시력검사를 받는다. 6~7세까지 눈 기능이 대부분 발달하므로 약시의 조기 발견이 중요하며 늦어도 만 4세 이전에 시력검사를 실시하여야 한다. 약시를 조기에 치료하지 않으면 영구적인 시력 장애와 입체 감각, 거리 감각이 평생 동안 상실될 수 있다.

② 40세 이상 성인은 정기적으로 눈 검사를 받는다. 실명을 일으키는 주요 질환은 백내장, 녹내장, 나이관련 황반변성, 당뇨망막병증 등으로 이들 질환은 나이가 들수록 유병률이 높아진다. 또한 녹내장, 나이관련 황반변성, 당뇨망막병증으로 시력 저하가 발생한 후에는 시력 회복이 어려운 경우가 많아 예방과 조기진단이 중요하다.

③ 당뇨병과 고혈압, 고지혈증을 꾸준히 치료한다. 혈당과 혈압, 혈중지질이 높으면 당뇨망막병증의 진행이 가속화되므로 이들을 엄격히 조절하는 것이 당뇨망막병증의 진행을 늦추는 데 도움이 된다. 당뇨망막병증은 조기 발견과 조기 치료가 중요하므로 당뇨병으로 진단되면 반드시 정기적으로 눈 검사를 받아야 한다. 또한 혈당이 잘 조절될수록 백내장의 위험이 줄어든다.

④ 콘택트렌즈를 착용할 때 의사와 상담한다. 눈의 상태를 고려하지 않고 렌즈를 착용하면 각막염 등을 유발하여 시력과 눈 건강에 장애가 발생할 수 있다. 알레르기 결막염 등의 결막 질환이 있으면 콘택트렌즈를 사용할 때 주의가 필요하다. 10세 미만인 어린이는 안경교체 시에도 의사와의 상담이 필요하다. 성인의 경우 근시, 원시, 노안 등 굴절이상 이외에 다른 눈 질환이 없는지 확인 후 올바른 안경을 처방받아야 한다.

⑤ 담배는 반드시 끊는다. 나이관련 황반변성 발병 위험도는 비흡연자보

다 흡연자에게서 3배가량 높게 나타나며, 금연을 한 지 20년은 지나야 황반변성 발생 위험이 감소하게 되므로 젊은 시절부터 금연하는 것이 중요하다. 흡연과 알코올의 섭취는 백내장의 위험 요소로 알려져 있다.

⑥ 야외활동 시 자외선을 차단할 수 있는 모자 또는 선글라스를 착용한다. 자외선은 백내장을 유발한다. 또한 황반변성 예방을 위해서도 장기간 햇빛에 노출되는 것을 피하는 것이 좋다.

⑦ 실내 온도와 습도를 적절하게 유지하고 장시간 컴퓨터 사용을 자제한다. 실내의 건조한 공기는 겨울철 안구건조증을 유발하는 가장 주된 원인이므로 실내 온도 18도, 실내 습도 60% 정도를 유지한다. 하루에 3회 이상 환기를 하여 실내의 공기를 쾌적하게 유지하도록 하며, 히터, 에어컨, 선풍기 바람을 얼굴에 직접 쐬는 행동은 금물이다. 컴퓨터 사용 시 50분마다 10분씩 눈을 감고 휴식을 취하는 것이 좋다.

⑧ 지나친 근거리 작업을 피하고 실내조명을 밝게 유지한다. 책은 약 35~40 ㎝ 거리에서 보는 것이 좋고 텔레비전 시청은 적어도 2.5 m 이상 또는 텔레비전 화면 크기의 5배 이상의 거리에서 보는 것이 좋다. 조명이 어두운 곳에서 독서나 작업을 하는 경우 과다한 거리 조절이 일어나 근시가 진행되므로 실내조명을 밝게 유지해야 한다.

⑨ 작업과 운동 시 적절한 안전 보호 장구를 착용한다. 눈 손상은 산업재해, 교통사고의 증가로 인해 더불어 증가하는 추세로 국내 눈 질환의 흔한 원인 가운데 하나이다. 눈 손상은 철저한 안전 교육, 보호 장구의 착용 등으로 예방이 가능하다.

여성건강은 건강입국의 기초

역사적으로나 문화적으로 세계 어느 곳에서나 여성건강에 대해서는 모성 기능과 관련하여 그 중요성이 언제나 인지되어 왔다. 그러나 실제적으로는 여성의 전통적인 열등한 지위와 과소평가된 가정 내에서의 역할로 말미암아 여성건강에 관한 한 상당히 방치되어 온 것도 사실이다. 여기에는 사회적인 면에서의 무관심과 여성 자신의 건강에 대한 뒷자리 매김도 한 몫을 했다고 볼 수 있다. 여성의 건강은 여성의 열등한 사회경제적 위치, 전통 및 문화와 밀접하게 얽혀 있고 그 영향을 받는다. 따라서 여성의 건강증진을 위해서는 사회문화적, 환경적 차원에서의 다원적인 접근이 필요하다.

여성의 생애 주기를 통해 볼 때, 여성은 남성과 달리 다른 종류의 건강문제를 안고 살아가게 된다. 특히 모성기능을 수행하는 것과 연관하여 생리적, 신체적, 정신적 및 사회적인 부담은 특별한 위험요인을 더하게 되며 임신과 출산은 특히 심각한 질병의 이환과 직접적인 연관을 갖는다. 또한 모성과 관련된 호르몬의 일생을 통한 변화는 여성으로 하여금 여러 건강문제를 접하게 한다. 여성은 노년에 이르기까지 시기별로 여러 특성으로 인하여 큰 전환점을 맞게 되는데 사춘기와 더불어 2차 성장이 나타나 여성으로서의 생활이 시작되는 시점에서의 건강문제가 그 첫 번째이며, 인생의 최대 전환점이라고 할 수 있는 결혼을 하고 엄마가 되는 극히 여성적인 시기가 그 두 번째이다. 또한 폐경기를 전후해서 노년기까지의 시기가 그 세 번째이다. 따라서 여성건강은 여성의 일생 주기를 통하여 각 시기별로 세분화된 특성을 가지고 지속적으로 평생 관리되어야 한다.

여성은 일반적으로 남성에 비해 이환율이 높고 이환 일수 및 질병으로 인한 활동제한일수가 길게 나타난다. 또 월경, 임신, 출산 등 생식생리의 부담을 가지고 있고, 초경부터 폐경에 이르기까지 뚜렷한 호르몬의 변화 주기로 인하여 남성보다 건강상의 부담을 갖게 된다. 뿐만 아니라 폐경기 이후의 여성은 남성보다 만성퇴행성질병 이환율이 높게 나타나고 있다. 이로 인하여 여성은 남성보다 평균수명이 길지만 평균 12년간의 삶을 불건강하게 살아가고 있다. 즉 건강한 상태로 생을 유지하는 건강기간이 그만큼 짧다는 것이다.

여성의 건강은 본인은 물론 가정, 사회의 건강의 요체라고 볼 수 있다. 생명의 시작은 건강하고 행복한 부모에 의해 계획된 잉태로 시작되어 출생되기 이전까지 임신기간 동안 한 치의 오차 없이 완벽하게 창조되어야 하며 손상 없이 출생되어야 한다. 출생 이후에는 철저하게 양육되고 보호관리 되어야 한다. 이러한 일련의 생명창조와 출생된 새 생명의 바른 성장과 발육과정에서 중요한 역할은 건강한 여성이 담당한다. 또한 여성은 한 가정 내에서 자녀를 돌보고 청결하고 쾌적한 보건환경을 꾸미고 가족의 영양을 책임지고 있을 뿐만 아니라 응급 시 1차 의료행위까지도 담당하고 있다. 이렇듯 여성은 온 가족의 일생 동안의 건강에 큰 영향을 미칠 수 있는 건강의 구심점이 되기 때문에 여성 자신의 건강은 그만큼 중요하다고 볼 수 있다.

세계인구의 절반을 차지하면서도 열악한 환경 속에 처한 여성건강문제는 우리 사회는 물론 세계의 관심사로 최근에는 여성의 건강과 복지향상을 위한 다각적인 정책과 기술지원이 행해지고 있다. 여성건강이 건강입국의 기초가 됨을 인지하여 여성건강이 최우선으로 보호받는 사회가 되어야 한다. 더불어 여성 자신들이 스스로의 건강에 대해 올바르게 인식하고 그에 따른 관심을 가져야 한다.

엄마 젖으로 아이에게 건강을

엄마 젖은 한 마디로 말해서 아기를 위해 자연이 완벽하게 만들어 주는 영양원이라고 할 수 있다. 엄마 젖은 신이 우리 인간에게 부여한 다시 오지 않는 최상의 선물로, 첨단과학과 기술이 고도로 발달된 오늘날에 와서도 그 성분만은 아직까지 구체적으로 밝혀 내지 못해 똑같은 성분을 제조하지 못하고 있다.

국제연합아동기금(UNICEF)은 '전 세계의 어머니들이 모유로 아기를 키운다면 해마다 일백만 명의 어린 생명을 구할 수 있을 것이다.'라고 하였다. 이는 모유의 우수성을 단적으로 표현한 것이다. 건강한 삶을 영위하는 길은 무엇보다도 먼저 출생 직후부터의 모유수유를 통한 영양섭취가 그 첫걸음이 된다. 이는 모유가 바람직한 성장과 발육에 필요한 영양분을 완벽하게 제공해 주기 때문이다.

모유는 아기를 위하여 특별히 만들어진 음식이므로 당연히 아기에게 가장 잘 맞아 장점도 다양하다. 모유수유는 영아사망을 감소시켜 영아사망률을 낮추는 데 엄마 젖 먹이기가 중요한 역할을 한다. 특히 인공수유아는 모유수유아에 비해 원인 불명의 돌연사에 대한 위험이 3.7배 정도 높아 인공수유 행위나 모유수유의 실패는 영아돌연사증후군과 관련이 깊은 것으로 평가되고 있다. 따라서 어린이를 사망에서 구할 수 있는 최상의 자연식품이 모유이다. 모유를 먹고 자라는 아기들에게는 알레르기질환이 적으며 많이 알려진 천식도 그 숫자가 훨씬 적다. 이외에도 피부습진, 건초열, 두드러기 등의 현대인을 괴롭히는 알레르기질환은 절대적으로 분유로 자란 아기들이 많이 걸린다. 그러므로 알레르기질환의 예방에는 엄마 젖을 먹이는 것이 포석이 된다. 또한 모유에는 우유보다 무기질인 아연이 더 많아 이 아연이 피부질환을 예방하여 모유 수유한 아기에게는 피부질환이 적은 것으로 보고되고 있다.

모유를 먹어서 또 확실히 나타나는 장점은 아기가 앓는 횟수가 적다는 것이다. 감기 같은 호흡기질환이나 설사 등의 소화기질환의 발생빈도가 훨씬 적고 뇌막염, 중이염 등의 비위장계 감염의 발생이 낮은 것으로 나타났다. 이는 모유 안의 면역세포와 여러 종류의 면역물질이 연약한 아기의 면역상태를 보완하여 질병에 걸리지 않도록 하는 것이다. 또한 성장 후에도 일부 만성질환의 발병을 억제해 주는데 성인기의 만성소화장애, 궤양성대장염, 당뇨병, 임파선종양 등의 질병이환 가능성은 영아기에 모유 수유한 경우보다 인공 수유한 경우에서 발생률이 더 높다. 모유수유는 엄마 젖을 빠는 행위를 통해 고르고 건강한 치아와 턱의 발달을 돕는다. 분유를 먹은 아기에 비하여 치아가 썩는 일도 적고 치열이 고르지 않게 되는 일도 적다.

이러한 모유의 장점보다는 더 놀라운 사실은 모유를 먹고 자란 아기의 지능이 분유를 먹는 아기보다 높다는 사실이다. 모유성분에는 다양한 세포의 발달과 분화를 도와주는 성분이 들어 있는데 타우린(Taurine)이 뇌와 신경계 발달에 중요한 역할을 한다. 대부분의 어머니들이 모든 방법을 동원하여 아기의 두뇌 발달과 지능 개발을 위하여 부단한 노력을 하고 있는데 가장 초기에 편리하고 경제적으로 할 수 있는 방법이 모유수유를 실천하는 행위이다.

그러나 무엇보다도 중요한 것은 모유수유를 통하여 아기는 어머니에게서 심리적인 만족감과 안정감을 얻게 되어 건전한 정서적 발달을 돕고 훗날의 인격 형성에 좋은 영향을 주게 된다는 점이다. 이외에도 엄마 젖은 조산아의 경우 특히 질병을 예방하며 다량의 불포화지방산은 아기의 신경계 발달과 눈의 각막 발육에 핵심적인 역할을 한다고 알려져 있다.

모유수유의 또 다른 이점은 어머니의 건강을 위한다는 것이다. 수유 중에는 옥시토신이라는 호르몬이 분비되어 임신으로 이완된 자궁수축을 도와 산후 회복을 촉진시키고 체형을 되찾는 데 도움을 준다. 또한 모유수유는 중요한 피임방법이 된다. 가장 중요한 엄마의 이득은 후일 유방암의 발생빈도를 감소시킨다는 것이다. 아기에게 엄마 젖을 먹이는 민족에게는 유방암의 발생 빈도가 비교적 낮고, 모유수유 기간이 길수록, 수유 기간 무월경이 길수록 유방암의 발생빈도가 낮다. 젖을 먹이는 것은 분유를 사서 먹이는 것보다 훨씬 경제적이며 아무런 준비도 필요 없고 항상 위생적으로 또 적절한 온도로 저장되어 있어 번거로움이 없다. 이러한 편리성은 아기를 데리고 외출을 하거나 여행을 할 때 큰 차이를 주게 된다.

이처럼 모유는 아기와 어머니 모두에게 질병예방, 건강증진, 그리고 지능발달 측면에서 이점을 주는 이상적인 식품이다.

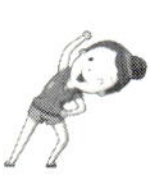

환경을 살리는 길이 우리의 건강을 위한 길

지금까지 의욕적인 개발에 가려져 아름답고 건강한 우리의 삶의 터전은 크게 훼손되어 오염상태가 이미 자연의 자정능력을 넘어 우리의 건강에 직접적인 위협으로 다가오고 있다. 국제적으로도 기후 온난화현상, 오존층의 파괴, 환경호르몬 등 지구환경 문제가 심화되고 있다. 환경의 훼손은 장기적으로 생활환경의 악화, 생물종의 감소, 천연자원의 손실, 서식지 파괴, 휴식공간의 상실 등을 초래하여 우리의 건강뿐만 아니라 생활양식, 경제적 미래에 잠재적 위협이 될 수 있다.

오늘날의 환경문제는 급속한 도시화와 산업화, 소득수준의 향상에 따른 생활양식의 변화와 더불어 나타나고 있기 때문에 우리 모두는 가해자가 될 수 있고 동시에 피해자가 될 수도 있다. 즉 오염을 유발시키는 것도, 오염의 피해를 받는 것도 우리 모두라는 것이다. 따라서 환경문제를 근원적으로 해결하기 위해서는 우리의 환경의식과 환경보호를 위한 노력이 가장 중요하다고 볼 수 있다.

최근 대다수의 국민들은 환경문제의 해결이 그 무엇보다도 우선해야 한다는 의견을 제시하고 있으며, 여러 단체에서 환경의식 제고를 위한 다양한 행사를 마련하고 있어 국민들의 환경의식이 상당히 고양된 것으로 평가받고 있다. 그러나 아직은 구체적인 실천노력으로 나타나지 않고 있어 개개인이 환경오염의 피해로부터 스스로를 보호하기 위한 노력이 부족함은 안타까운 일이 아닐 수 없다.

오늘날의 건강은 폭넓은 의미를 담고 있다. 보건복지부의 국민의 건강생활 영위를 위한 실천지침인 '국민건강생활지침'에는 종래의 건강을 위한 행동에 덧붙여 '아껴 쓰고 적게 버려 건강한 환경을 만듭시다.'라는 구절을 담고 있다. 환경보전이 우리의 건강을 유지하는데 있어 중요한 요소가 된 것이다. 건강을 위해 환경 지킴이 교육을 실시하고 다각적으로 정화활동과 캠페인을 추진하고 있음도 우리는 쉽지 않게 볼 수 있다.

이제 환경은 우리가 건강을 영위하는데 있어 그 무엇보다도 중요한 것으로 인지되고 있다. 작은 일부터 실천하는 것만이 환경을 살리는 길이요, 우리의 건강을 위한 길임을 우리 모두는 자각해야 한다. 또한 우리 모두는 인간 중심적인 이기심에서 벗어나 자연과 이루는 조화를 먼저 생각하고 환경을 중히 여기는 삶을 살아가도록 애써 노력해야 한다. 환경은 우리의 생명이고, 보전은 미래의 유산임이 분명하다.

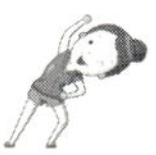

쾌적한 실내환경으로 건강을

우리는 70~80%의 시간을 실내공간에서 생활한다. 실내공간이라고 함은 일반가정이나 사무실뿐만 아니라 실내작업장, 공공건물, 학교, 병원, 지하시설물, 상가, 음식점, 자동차 등을 통칭한다. 따라서 실내공기가 오염될 경우 장시간 실내에서 생활하는 사람은 인체에 영향을 받게 된다. 특히 좁은 주택공간에 살고 있는 우리는 주방의 연소과정에서 발생되는 오염물질에 의해 실내공기오염을 받기 쉽다. 실내공기의 성분 중 미립자 성분은 250여 가지 이상이라고 알려져 있다.

그러나 대부분의 사람들은 실내공기오염이 인체에 미치는 영향이 대기오염보다 더욱 중요하다는 것을 거의 인식하지 못하고 있다. 일반적으로 실내 거주자들은 그들의 오감과 신체의 자극에 의해서 실내공기의 오염을 감지하게 되는데 인간의 신체감각은 독성의 감지보다는 쾌적성을 감지하기가 더 쉽기 때문이다.

대표적인 실내공기 오염물질로는 라돈, 석면, 포름알데히드, 연소가

스, 미생물, 흡연연기, 유기성물질, 오존 등이 있으며 이상의 물질들은 주로 외부의 자극에 민감한 코, 목, 눈에 이상을 주는 호흡기질환 및 폐질환, 알레르기성 질환, 구토, 초조감, 현기증을 유발하고 장기간 고농도의 오염물질에 노출되면 폐암 발생에도 영향을 주는 것으로 알려져 있다. 또한 이러한 실내공기 오염물질들은 한 가지 물질로 존재할 때보다 여러 가지 다양한 물질이 복합적으로 작용을 하여 인체에 더욱 심각한 영향을 미친다.

따라서 쾌적한 실내공기를 유지한다는 것은 매우 중요하다고 할 수 있다. 실내공기오염의 예방은 첫째, 환기시설의 강화이다. 자연적 환기와 같은 자연적 조절이 우리 가정에서는 중요하며 공기청정장치를 사용하여 실내공기 오염물질을 제거할 수 있는 방법도 추천한다. 둘째, 실내공기오염 발생원의 제거 및 대체이다. 생활용품을 정확히 사용하고 실내를 청결히 하며 실내에서의 흡연을 피하는 것도 중요하다.

쾌적한 실내환경은 실내에 거주하는 사람이 최대한 안락한 기분을 가질 수 있는 조건이다.

2

흡연과 음주, 비만

담배 뚝! 건강출발 - 지금 결심할 때입니다

적어도 현재까지 의학적으로 알려진 바람직한 건강행위들을 잘 지키면 앞으로 인류는 현재보다 더 건강하게 살 수 있으며 평균수명도 지금보다 30세 정도는 더 연장시킬 수 있을 것으로 믿고 있다. 이러한 바람직한 건강행위로는 적절한 식이, 적절한 운동, 기호품의 조절 그리고 정신건강의 유지 등이 가장 핵심적으로 지적되고 있다.

기호품의 조절에서 가장 중요한 것이 흡연과 음주다. 흡연행위는 기호행위 가운데 가장 널리 그리고 보편적으로 애용되어 왔으나 흡연이 건강에 해롭다는 사실은 분명하게 밝혀졌다. 미국의 클린턴은 이미 1995년 '담배는 마약'이라고 선언하였다. 의학에서는 니코틴이 약물중독으로 취급되고 있다. 담배가 모든 질병과 관계가 있다는 것은 구태여 말하지 않아도 누구나 다 알고 있다. 담뱃갑에는 '금연하면 건강해지고 장수할 수 있습니다.'라는 글과 '흡연은 폐암 등 각종 질병의 원인이 되며, 특히 임산부와 청소년의 건강에 해롭습니다.'라는 경고문이 쓰여 있다. 흡연행위는 각종 악성종양을 비롯한 많은 여러 만성질환의 이환과 사망에 직간접으로 크게 기여하고 평균수명을 적어도 5~8년 단축시킨다. 뿐만 아니라 각종 성인병의 발생과 사망의 많은 요인들 가운데 단독으로 흡연이 가장 많은 해를 주는 요인이다.

현재까지 모든 연구결과는 장기간 흡연하면 할수록, 흡연량이 많으면 많을수록, 조기에 흡연을 하면 할수록, 흡입을 많이 하면 할수록 건강에 더 많은 해를 주며 수명은 더 단축된다고 보고하고 있다. 흡연이 건강에 미치는 영향에 대한 연구는 주로 집단에 대한 질병발생 및 사망 확률을 표현하는 역학적 방법을 활용하여 이루어진다. 따라서 연구결과는 모든 개개인에게 동일하게 적용되는 것이 아니므로 종종 연구결과가 개인에게는 맞지 않는다고 흡연의 해에 대한 연구를 불신하려 하는 이도 있으나 이는 잘못된 생각이다. 흡연하는 경우 그 연기 속에 함유되어 있는 니코틴과 타르를 위시한 수백 종의 물리화학 물질이 혈류 속에 용해되어 전신을 순환하면서 우리 몸속의 거의 모든 조직과 장기에 해를 준다.

우리나라에 담배문화가 도입된 지도 벌써 오랜 세월이 흘렀다. 그동안 담배는 싫건 좋건 우리들의 사회생활에서 큰 영향을 끼치고 있다. 어떤 이는 고독할 때, 생각에 잠길 때, 고민할 때, 화가 치밀 때 담배를 피우면서 이를 달래려 한다. 친구와의 교제를 위하여, 어른스러워지기 위하여, 남에게 멋있게 보이기 위하여 등 담배를 피우는 이유도 가지각색이다. 이러한 여러 이유를 들어 매일 수많은 젊은이들이 담배를 피우기 시작하며 이로 인해 평생 담배중독에 빠지게 된다.

담배를 피우는 대부분의 사람들은 담배가 몸에 해롭다는 것을 알고 있지만 계속해서 담배를 피운다. 성인 흡연자 셋 가운데 둘은 금연을 시도한 경험을 가지고 있다고 한다. 담배가 해롭다고 하는 지식을 습득하고 담배를 끊어야겠다는 태도변화까지는 쉽게 되나 이것을 실천하는 사람은 극히 적다.

살아가면서 자신과의 싸움에서 때때로 결단을 필요로 할 때가 있다. 금연 역시 그런 일 중의 하나이다. 건강에 나쁜 줄은 알지만 당장 목숨이 끊어지는 것도 아니고 게다가 대부분은 부정하지만 니코틴 중독까지 겹쳐 습관을 고친다는 것이 보통 만만한 일이 아닐 것이다. 그러나 확실한 것은 건강한 일생을 보내려면 더 이상 뒤로 미루지도 망설이지도 말아야 하는, 지금 당장 결심해야 하는 일이 바로 금연이라는 사실이다.

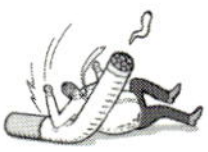

금연하면 자신의 건강뿐 아니라 타인의 건강도 지킬 수 있다

보이지 않는 위험 중에서 가장 흔하며 심각한 것으로 꼽을 수 있는 것이 간접흡연의 문제로, 간접흡연은 직접 담배를 피우지 않는 사람이 간접적으로 남이 피우는 담배 연기를 마시게 되는 상태를 말한다. 이 간접흡연이 중요한 공중보건상의 문제로 대두되기 시작한 것은 비교적 근래의 일로 흡연자들의 담배 연기 때문에 많은 비흡연자들이 여러 가지 건강상의 피해를 당하고 있다는 것이 알려진 때문이다.

비흡연자가 흡연자의 담배 연기를 들여 마시는 경우는 주류 담배 연기 흡입과 비주류 담배 연기 흡입 두 가지로, 주류 담배 연기란 흡연자가 직접 흡입한 담배 연기가 일단 흡연자의 폐 속에서 여과된 뒤에 호기로 내뿜어지는 연기를 말하며, 비주류 담배 연기는 흡연자가 들고 있는 불이 붙은 담배 끝에서 그 자체가 타들어 가면서 공기 중에 직접 확산되는 연기를 말한다. 실내에서 흡입 하는 사람이 있는 경우, 그 실내 공기 중에 섞이는 담배 연기 가운데는 75~85%가 비주류 담배 연기인데 이는 주류 담배 연기보다 기체성분과 미립자성분이 많아 훨씬 인체에 해롭다. 따라서 흡연자의 바로 곁에서 직접 타 들어가는 담배 끝에서 나오는 연기를 마시는 경우 흡연자가 내뿜는 담배 연기를 마시는 경우보다 더욱 해가 커지게 된다.

실내 담배 연기가 흡연자뿐만 아니라 비흡연자까지도 간접흡연을 통해 건강에 해를 끼친다는 것은 의심할 수 없는 사실이다. 우선 담배 연기는 의복 등에서 불쾌한 냄새를 나게 하고 눈에 자극을 주거나 두통, 기침, 인후통, 현기증, 메스꺼움 등과 같은 증상을 일으키게 한다. 가정에서 부모의 흡연은 어린이의 급성 호흡기질환에 직접적인 영향을 준다고는 볼 수 없으나 이들 소아에서 폐염, 기관지염, 기침, 천식 및 폐기능 장애를 동반한 호흡기질환의 발생 빈도가 높고 이들 질환으로 인한 입원율도 높다. 또한 자녀의 신체적 및 지적 성장에 영향을 줄 뿐만 아니라 자녀들이 성장하여 흡연자가 될 가능성이 높다. 간접흡연은 성인에서 알레르기, 호흡기, 심장질환을 가진 사람의 증상을 더욱 악화시키며 천식환자에게는 호흡곤란을 일으키게 한다. 또한 남편이 담배를 피우는 것으로 아내가 각종 폐질환 및 폐암에 걸려 사망하는 확률이 담배를 피우지 않는 남편과 사는 경우보다 높다는 것도 알려져 있다. 담배 연기는 발암성 물질을 포함하여 흡연자 본인뿐 아니라 타인들까지도 암을 일으키게 하는 것으로 공공장소에서의 흡연은 곧 위해행위이다.

흡연 애호가들은 그들이 태우거나 뿜어내는 담배 연기로 이를 간접적으로 들여 마시는 비흡연자들에게까지 피해를 준다는 것을 인지해야 한다. 금연하면 자신의 건강뿐 아니라 타인의 건강도 지킬 수 있다.

흡연은 가장 중요한 암 유발 인자

담배와 담배연기에는 중독을 일으키는 니코틴을 포함하여 69종의 발암 물질과 4,000종 이상의 화학물질이 포함되어 있다. 그 가운데 벤젠, 벤조피렌, 페놀과 같이 잘 알려진 발암물질이 있다. 담뱃갑에는 '담배 연기에는 발암성 물질인 나프틸아민, 니켈, 벤젠, 비닐 크롤라이드, 비소, 카드뮴이 들어 있습니다.'라는 경고문이 적혀 있다.

전체 폐암 환자 가운데 90%는 흡연으로 인하여 발생한다. 어떤 조사에 의하면 하루에 담배를 1~9개비 피우는 사람의 경우 담배를 전혀 피우지 않는 사람보다 폐암이 생길 위험성이 5.5배 높다고 한다. 하루 21~39개비를 피운 사람은 17.4배 높다. 담배를 오래 피울수록 폐암발생률은 증가한다. 또한 15세 이전에 흡연을 시작한 경우 25세 이후에 흡연을 시작한 사람에 비해 4배, 비흡연자에 비해 16.8배까지 폐암의 발생률이 높다.

흡연은 암 유발인자의 가장 중요한 요인으로 위암, 자궁경부암, 후두암, 구강암, 췌장암 등 다양한 암을 일으킨다. 모든 암의 30~40%는 흡연 때문에 발생한다.

직접흡연을 하지는 않으나 남이 피우는 담배 연기를 맡게 되는 간접흡연의 경우도 직접흡연을 하는 경우와 마찬가지로 영향을 준다.

우리나라 19세 이상 성인을 대상으로 조사한 결과에 따르면, 흡연이 암을 유발한다는 사실을 알고 있는 사람은 97% 이상이었으나, 실제 흡연자 가운데 금연을 결심하는 경우는 약 15% 수준에 불과하였다. 흡연이 건강에 해롭다는 사실은 대부분 알고 있으나 금연을 결심하고 실천하고

자 하는 노력은 부족하다는 것이다. 담배는 피우지도 말고, 남이 피우는 담배 연기도 피해야 한다.

나의 니코틴 의존도 평가

흡연은 나와 주변인들의 건강을 해치는 나쁜 습관이며, 중독성 질환이다. 세계보건기구에서는 담배를 마리화나보다 더 중독성이 강한 독극물로 분류하고 있다.

담배를 피우는 사람은 니코틴에 중독된 경우가 많다. 그런데 사람마다 중독된 정도에는 차이가 있다. 자신이 얼마나 니코틴에 중독되었는지 다음 6개 설문으로 확인해 보자.

① 지하철, 버스, 병원, 영화관 등과 같은 금연 구역에서 흡연 욕구를 참는 것이 어렵습니까? 예는 1점, 아니오는 0점 ② 깨어나서 처음 몇 시간 피우는 흡연량이 하루의 다른 때보다 더 많습니까? 예는 1점, 아니오는 0점 ③ 아파서 거의 하루 종일 누워 있거나, 감기나 독감에 걸려 호흡이 곤란할 때에 담배를 피우십니까? 예는 1점, 아니오는 0점 ④ 가장 포기하기 싫은 담배, 다시 말해 가장 좋아하는 담배는 어떤 것입니까? 아침의 첫 담배는 1점, 그 외의 담배는 0점 ⑤ 하루에 담배를 몇 개비나 피우십니까? 10개비 이하는 0점, 20개비 이하는 1점, 30개비 이하는 2점, 31개비 이상은 3점 ⑥ 아침에 일어나서 얼마 만에 첫 담배를 피우십니까? 5분 이내는 3점, 30분 이내는 2점, 60분 이내 3점, 60분 이후는 0점으로 계산하여 각각을 합산한다.

0~2점은 매우 낮은 의존도, 3~4점은 낮은 의존도로 담배를 끊겠다는 의지만 있다면 당장이라도 어렵지 않게 담배를 끊을 수가 있다. 5점은 중간 정도의 의존도, 6~7점은 높은 의존도로 적절한 금연법을 배우지 않고는 담배를 끊기가 어렵다. 8~10점은 매우 높은 의존도로 담배를 끊겠다는 의지가 중요하지만 당장 금연을 시도한다면 니코틴 금단증상에 시달릴 가능성이 높다.

술, 얻는 것보다 잃는 게 많다

술은 적절히 마시면 약이고 지나치면 독이라고들 말한다. 아닌 게 아니라 적당한 음주는 심근경색증의 위험을 감소시키며 삶의 질을 향상시키고 스트레스를 완화하며 생활 속의 멋과 맛이 되기도 한다. 그러나 지나친 음주는 사망, 이환, 사회경제에 부정적인 영향을 준다. 음주는 교통사고, 자살 및 타살, 간경변, 식도암 및 간암, 출생아 결함, 자연유산, 성범죄, 가정폭력 등 이루 헤아릴 수 없는 질환과 범죄의 유발제로 개인이나 사회에 미치는 피해는 참으로 심각하다. 미국에서 지나친 음주, 특히 알코올중독은 암, 심장병, 간 및 중추신경계 장애, 선천성 기형, 사고 그리고 전반적인 사망력과 연관됨이 보고되었다.

사회적 분위기를 원활히 하기 위한 사교적 음주는 허용된다고는 하나 우리나라의 음주에 대한 태도 및 습관, 술 소비량, 술에 대한 지출비 등은 건강에 크게 영향을 준다. 세계에서 가장 높은 사망률을 보이는 간 질환과 교통사고는 우리나라가 갖는 독특한 음주문화를 반영하는 것이다. 보건복지부도 이를 인식시키고 계몽하기 위해 국민식생활 지침에 '과음을 삼갑시다.'라는 내용을, 국민건강생활지침에 '과음하지 말고 담배는 피우지 맙시다.'라는 내용을 담아 홍보하고 있다.

남자 음주 인구의 10%는 알코올중독으로 넘어갈 우려가 높고 여자 음주 인구의 5%도 그렇다고 한다. 특히 여성의 경우에는 남성들보다 술로 인한 간 파괴 속도가 무척 빠르며 임신 시의 음주는 유산, 사산, 미숙아, 기형아, 정신박약아 등을 초래하는 태아성 알코올 증후군을 일으킬 수 있다.

'절제 있게 마시면 술은 사람에게 생기를 주며 적절하게 마시면 술은 마음의 즐거움이요, 영혼의 기쁨이다. 그러나 술 때문에 많은 사람은 실패하였고 영혼에 쓰라림을 맛보았으며 기운이 쇠진하여 부상을 입게 되었다.'라는 성서의 집회서 말씀을 상기할 필요가 있다.

한 주에 2회 이내로 하루 2~3잔 정도의 건강 음주법에 의한 음주는 인생을 즐겁게 할 수 있으나, 화나 스트레스를 풀기 위한 음주, 시간을 때우기 위한 음주, 취하기 위한 음주, 매 식사 때의 반주, 습관성 음주는 건강을 해치게 된다. 함께 얘기하면서 적당한 양을 천천히 한 자리에서 생활리듬을 지켜 가면서 즐겁게, 멋있게, 건강하게 마시는 것이 건강한 음주이다.

'지나친 음주는 간경화나 간암을 일으키며 운전이나 작업 중 사고 발생률을 높입니다.' 술병에 쓰인 경고문구이다.

술, 얼마나 마시는 것이 적당한가?

인간의 음주는 선사시대부터 시작되었고 종교적 행위와 밀접한 관계를 가지는 등 현재도 인간사회생활에서 제외될 수 없는 부분인 것이 사실이다. 술은 많은 경우에 사교적 소통과 인간관계를 증진시키는 촉매제가 될 뿐만 아니라 술은 칼로리가 높기 때문에 빼놓을 수 없는 힘의 원천으로 보는 경향이 강하다. 적당한 음주는 행동과 사고의 능동적 변화, 유쾌한 정서의 자극, 불안 완화 등 약리 및 심리적 효과가 있고 심장기능에 도움을 준다고 한다.

그러나 음주는 '술을 적절히 마시면 약이고 지나치면 독이다.'라는 말처럼 양면성을 지니고 있다. 즉, 지나친 음주는 간 질환, 위염과 위궤양, 식도 · 구강암을 비롯한 여러 질환과 각종 사고의 원인이 되며 신체적, 정신적, 사회적 기능손상을 초래함으로써 의료비를 비롯한 각종 사회적 부담을 유발하고 있다. 또한 알코올은 본인의 신체와 정신을 해칠 뿐만 아니라 가정파괴, 아동학대 등 그 배우자, 자녀 등 가족에게도 막대한 영향을 미치고 있어 이로 인한 사회적 부담을 더욱 가중시킨다.

음주에 의한 문제를 정의하는 데는 많은 혼동이 있다. 즉 주정중독(alcoholism), 알코올 남용(alcohol abuse), 그리고 사교적 음주(social drinking) 사이에 정확한 경계가 없으며 사회에 따라 음주에 대한 견해가 크게 차이가 난다.

문제 음주(problem drinking)로 인한 중독, 사고, 질병의 이환 그리고 조기 사망, 인격의 붕괴, 가정의 파탄 등 음주 습관에 의한 건강의 손실이나 장애에 대해서는 이미 의학적, 심리학적 그리고 사회학적으로 잘 증명되어 있다. 그러나 완전 금주가 옳으냐 또는 절주가 옳으냐에 대해 의학적으로 아직 의견의 일치를 보지 못하고 있다. 예를 들어 완전 금주를 하는 집단보다 적당량의 음주를 하는 집단의 사망률이 더 낮다는 보고도 있으며, 특히 적당량의 음주는 심장 건강에 대단히 좋다는 보고도 있기 때문이다. 음주가 비록 심장의 건강에 좋다는 과학적인 증거가 있기는 하나, 반대로 음주가 간에 해롭고 또한 각종 장기에 해를 줄 수 있다는 여러 가지 증거도 이미 보고되고 있어 총체적으로는 건강에 해롭다고 한다.

그럼에도 불구하고 우리사회는 술에 대하여 관대하고 음주에 대한 사회적, 집단적 압력이 큰 매우 독특한 음식문화를 가지고 있다. '술이 없다면 그곳엔 사람도 없다.'고 말한 어느 철학자의 표현은 진리다. 그러나 비록 가벼운 음주라도 다른 약물의 작용에 나쁜 영향을 미치고, 일시적인 과음은 대부분의 질환에 악영향을 준다.

그러면 적당량의 음주는 어느 정도의 음주량을 말하는 것일까? 적당량의 음주량은 건강한 성인 남성이나 임신하고 있지 않은 여성에서 질병의 위험을 증가시키지 않은 음주량으로 하루에 두 단위(drink)까지로 규정하고 있다. 한 단위는 성인의 간장에서 한 시간 동안에 분해될 수 있는 알코올의 양으로 약 10 g이다. 한 캔의 맥주, 한 잔의 소주, 한 잔의 양주가 함유하고 있는 알코올의 양은 모두 거의 같으며 한 단위이다. 따라서 소주 두 홉은 약 7단위로 보통 사람이 두 홉들이 소주 한 병을 마시면 그의 몸에는 약 8시간 정도 술기운이 남아 있게 된다. 어떤 술이든 한 잔을 마시면 한 단위의 알코올을 섭취하는 것이다. 그러므로 적정 음주량은 술의 종류에 관계없이 두 홉, 두 잔, 두 캔이다. 우리나라 남성의 경우 일주일에 15단위, 여성은 10단위를 넘지 않아야 한다. 그러나 임신 중에는 완전히 금주하는 것이 바람직하며 운전을 해야 하는 사람이나, 기계를 운전해야 하는 사람, 그리고 위험한 상황에서 작업을 해야 하는 사람은 절대로 술을 마셔서는 안 된다. 또한 어떤 상황에서 얼마만큼의 양을 마시는 것이 절대 안전하다는 것을 말하기 어렵기 때문에 조금이라도 조심을 요하는 상황이면 절대 마셔서는 안 된다.

올바른 음주법이란 음주로 인해 잃는 것을 최소로 하면서 얻는 것을 최대로 할 수 있는 정도의 음주법이다. 과음은 많은 건강상의 문제를 야기하고 있다. 술의 위해로부터 건강을 지키기 위해서는 술을 마시지 말라는 것이 아니다. 적당량을 즐길 줄 아는 지혜를 필요로 한다. 바다의 신 넵튠이 익사시킨 사람보다 술의 신 박카스가 익사시킨 사람이 더 많다. 물에 빠져 죽는 사람보다는 술에 빠져 생명을 잃은 사람이 더 많다는 것이다.

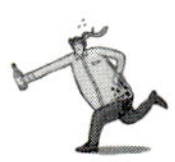

술, 이렇게 마시자!

즐겁고 신나는 모임이지만 우리나라의 문화가 술을 권장하고 있는 현실을 감안 할 때 술자리가 부담되기도 한다. 술을 거절할 수 없고 어차피 마실 수밖에 없다면 술로 인한 부담감을 최대한 줄여주는 것이 좋고 빨리 숙취를 해독할 수 있도록 조심스런 술자리를 갖는 것이 현명하다.

술, 어떻게 마셔야 하는가?

첫째, 공복이 아닌 상태에서 술을 마시되 천천히 마신다. 음식은 술의 흡수를 늦추게 하기 때문에 그만큼 뇌와 신경세포에 도달하는 알코올의 양도 적어진다. 고단백 안주도 잘 먹어야 하나 소금기가 많은 짠 스낵류는 같이 먹지 않는 게 좋다.

둘째, 자기가 마신 술의 알코올 양을 어림잡아 보며 주량을 지키도록 한다. 과음과 폭음은 신체적, 정신적으로 커다란 손상을 가져오며 여러 가지 병의 원인이 된다.

셋째, 폭탄주를 마시지 않고 술자리는 한자리에서 끝낸다. 가능한 한 알코올 도수가 낮은 술을 마시되, 섞는다면 술은 약한 술부터 독한 술의 순서로 먹는 게 좋다.

넷째, 흡연하는 경우 술자리에서 담배를 삼간다. 담배 속의 니코틴은 위액의 분비를 촉진하여 위산 과다현상을 나타내고 위벽의 혈류를 나쁘게 한다.

다섯째, 잔은 돌리지 않고, 잔을 가득 채우진 않는다. 술자리에서는 다른 사람의 의견을 존중하고 술을 억지로 강요하지 말아야 한다.

여섯째, 더 이상 술을 마실 수 없을 때는 확실하게 거부의사를 표시한다.

일곱째, 음주에도 안식일을 갖자. 술자리 일정을 잘 조정하여 사흘에 한번쯤은 술자리를 피해서 간이 쉴 수 있는 시간을 주도록 한다. 매일 술을 마시는 것보다 한 번에 많은 술을 마신 뒤 며칠간 금주하는 음주법이 오히려 간에는 바람직하다.

적정 음주는 암 위험을 감소시킬 수 있다

현재 우리나라 남성과 여성의 음주율은 각각 87%와 70%이며, 연령별로는 20대의 음주율이 가장 높고, 연령대가 높아질수록 점점 감소하는 양상을 보인다. 최근에는 음주 시작 연령이 낮아지고 있으며, 특히 청소년의 음주 비율이 높아지고 있다.

술을 마시지 않거나 또는 마시더라도 적정량만 마신다면 암을 비롯한 여러 가지 질환의 위험을 감소시킬 수 있다. 현재까지 60가지 이상의 질병이 음주와 연관되어 있는 것으로 알려져 있다. 췌장염, 알코올성 간염, 간경화증, 뇌졸중, 뇌출혈, 고혈압, 각종 암 등이 음주로 인해 유발되거나 악화되는 질병들이다. 특히 임산부의 음주는 태아의 저체중 및 선천성 기형이나 신경학적 질환을 유발할 수도 있다는 것이 잘 알려져 있다. 음주 운전이나 음주와 관련된 폭력 행위, 알코올 중독이나 알코올 의존성 등의 정신사회적 문제 역시 음주와 관련된 질환으로 볼 수 있다.

숙취를 일으키는 물질인 아세트알데히드는 여러 암의 발생과도 관련이 있다. 음주로 인해 발생하는 암으로는 구강암, 인두암, 후두암, 식도암, 간암, 대장·직장암 및 여성 호르몬의 변화로 인한 유방암 등이 있다. 술을 마시지 않는 사람보다 하루에 50 g 정도의 알코올 섭취를 하는 사람의 경우, 이러한 암 발생의 위험이 2~3배까지 증가하게 된다. 또한 음주와 흡연을 동시에 할 경우 위험은 배가 된다.

현재 성인 남성의 경우 적정 음주량을 '하루 2잔 이내의 음주'로 권고하고 있지만, 상대적으로 알코올 대사 능력이 떨어지는 여성이나 노인의 경우에는 '하루 1잔 이내의 음주'를 적정 음주로 권고하고 있다.

직장인을 위한 음주 10계명

과도한 음주로 인한 폐해는 심각하다. 우리의 음주관행은 적절히 술을 마시는 것을 불가능하게 한다. 술자리에서 자기 의사에 따라 적당히 마시도록 가만히 놓아두지 않는 것이다. 그래서 적절한 음주를 하려고 노력하는 사람도 결국에는 자기 의지와는 다르게 과음이나 폭음을 할 수밖에 없다.

잘못된 음주는 음주자 자신의 육체적, 정신적 건강을 해칠 뿐만 아니라 우리 사회와 문화의 병폐가 된다. 술은 간경변 뿐만 아니라 심혈관질환, 암, 근골격계질환, 신경계질환 등과 관련이 있다. 건강에 피해를 주지 않는 음주량은 남녀의 성별에 따라 차이가 있고 또한 체중에 따라 다르다.

다음의 직장인을 위한 음주 10계명을 지켜 건강한 음주가 되었으면 한다.

① 자신의 주량을 지키며 동료에게 억지로 권하지 않는다. ② 알코올 도수가 낮은 술을 마시며 폭탄주는 절대 금한다. ③ 빈속에 술을 마시지 않는다. ④ 술을 되도록 천천히 마신다. ⑤ 술잔을 돌리지 않는다. ⑥ 원치 않을 때는 마시지 않겠다는 의사를 확실히 표현한다. ⑦ 매일 계속해서 술을 마시지 않는다. ⑧ 조금이라도 음주를 한 후에는 자동차를 운전하지 않는다. ⑨ 술자리는 1차에서 끝낸다. ⑩ 약을 복용하는 경우 술을 마시지 않는다.

올바른 음주법이란 음주로 인해 잃는 것을 최소로 하면서 얻는 것을 최대로 할 수 있는 정도의 음주법이다. 술의 위해로부터 건강을 지키기 위해서는 적당량을 즐길 줄 아는 지혜가 필요하다.

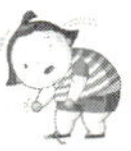

아침 거르면 비만해 지기 쉽다

우리나라의 전통 식습관은 1일 3식을 원칙으로 하되 특히 아침식사를 중시하여 손님 초대 등은 아침에 하였다. 그러나 이러한 양상은 사회발달과 함께 점차 변화하여 최근에는 이 같은 양태가 바뀌어 전체의 62.9%가 저녁을 중시하고 21.7%가 아침에 우선순위를 두는 것으로 나타났다. 저녁 중시 경향은 농촌보다 도시에서, 연령이 낮을수록 높으며, 반대로 나이가 많을수록 아침 중시 비율이 높다.

아침식사는 오전 중에 필요한 에너지를 확보하고 내장근육의 활동을 활발하게 촉진시키기 때문에 매우 중요하다. 수면 중에는 대뇌와 근육을 써서 외부로 향하는 기능은 쉬고 있지만 대뇌, 근육, 전신의 세포는 내부에서 비교적 활발한 신진대사를 하고 있는데 이를 위하여 가벼운 한 끼분의 식사에 해당하는 에너지가 수면 중에 쓰이고 있다. 그러나 아침식사 후 점심까지는 4~5시간이 있어야 하므로 잠자리에서 일어난 후, 오전의 활동을 시작하기 전 아침식사를 하는 것은 두뇌 활동을 위한 당질의 보충을 위해 생리적으로 매우 중요하다. 두뇌 활동은 당질인 포도당을 에너지원으로 요구하나 당질은 체내저장량이 제한되어 있을 뿐 아니라 지방산으로부터 포도당을 만들어 보충해 줄 수 없기 때문이다. 그럼에도 불구하고 많은 수가 아침을 결식하고 있으며, 특히 직장인의 경우 더욱 그러하다. 아침에 식욕이 없는 것은 장의 활동이 둔화되어 있기 때문이므로 일어나자마자 냉수나 찬 우유, 과일주스를 마셔서 위장을 자극하여 식욕을 북돋워 아침식사를 하는 것이 좋다.

아침을 거르고 바쁘게 등교 내지는 출근하여 점심시간까지 기다리다가 공복감이 심한 상태에서 점심식사를 하는 습관은 다음 두 가지 이유에서 비만을 유발할 수 있다. 첫째는 굶주렸던 위장관 세포들이 오랜만에 들어온 음식물을 하나도 놓치지 않으려 흡수율이 높아져 비만이 될 수 있고, 둘째는 2회 식사보다 오히려 많은 양으로써 과식을 하기 때문이다. 즉, 점심을 포식한다거나 간식을 많이 찾는 것 등이 그것이다. 이러한 비만증은 고혈압, 동맥경화, 고지혈증, 당뇨병 등의 성인병을 유발하는 잠재력으로서 작용하게 된다. 동물실험결과 규칙적으로 일정한 식이를 섭취한 동물에 비해 한꺼번에 많은 양을 섭취하고 장시간 굶은 동물이 같은 양의 에너지를 섭취하여도 몸무게 증가가 더 많았으며 근육부분보다는 지방성분의 축적이 더 높다고 보고되었다.

아침을 거르지 않는 것은 건강을 영위하고 장수하는 건강습관이다. 바쁜 현대생활에서도 불규칙한 식습관보다는 균형 있는 세 끼를 찾는 것이 신체적 이상을 줄이고 건강을 유지하는 길이 된다.

노력 없이 체중을 줄이는 방법은 없다

최근 생활수준의 향상과 건강에 대한 관심의 증가로 건강위해인자로서 비만증이 관심을 받고 있다. 비만이란 단순하게 체중이 증가하는 것이 아니라 지방세포의 비정상적인 증가에 의해 체중이 증가되는 상태이다.

이는 풍요롭고 복잡한 생활을 하게 되면서 과식, 신체활동의 부족, 과음, 식사패턴의 불규칙 등 다양한 요인들이 복합적으로 작용하여 섭취한 열량보다 소비하는 열량이 적은 경우에 나타난다. 보통 체내의 지방조직의 비율이 남자는 25% 이상, 여자는 35% 이상인 경우를 비만이라 정의한다. 과거에는 뚱뚱한 것을 건강해 보인다고 생각하는 경향이 있었는데 근래에는 비만한 경우에 고혈압, 당뇨병, 심장병, 통풍, 담석증 등의 질환에 걸릴 위험이 크다는 것이 알려져 주의를 요하고 있다. 또한 어렸을 때 비만하면 건강하고 활발한 어린 시절을 보내기 힘들며 어른이 된 후에도 비만이 될 가능성이 높으므로 주의해야 한다. 비만은 더 이상 부의 상징이 아니다. 요즈음 신문을 보면 비만의 체중조절요법에 대한 광고가 빠지는 날이 없다. 건강하고 아름다운 모습을 위하여 식사요법, 운동요법, 식습관의 개선을 적극적으로 꾸준히 할 필요가 있다.

비만은 유전적 요인, 환경요인, 잘못된 식습관이나 운동 부족과 같은 개인의 행동요인의 상호작용에 기인하며 90% 이상이 과식, 식습관과 식사행동, 사회적 환경인자에 기인하는 단순성 비만이다.

비만증 치료의 목적은 가능한 제지방 체중에는 영향을 주지 않고 지방조직의 양을 줄이는 것이다. 치료는 첫째, 적절한 음식을 통해 열량 섭취를 제한하고 둘째, 운동을 통한 열량 소비를 증가시키고 셋째, 교육을 통한 행동 수정을 하여야 한다. 그 외 약물요법이나 수술요법을 사용할 수 있다.

이러한 치료를 시도하여 적절한 체중 감량에 성공한 환자일지라도 계속적인 노력을 기울이지 않을 경우 곧 본래의 비만 체중으로 환원되는 경우가 대부분으로 체중 감량보다는 감량된 체중을 유지하는 것이 어렵고 중요하다. 특히 식이요법 등의 치료로 체중 감량을 한 후 식이요법이

느슨해지는 경우 치료 이전의 체중 또는 그 이상으로 비만해지는 경우가 있는데 이를 '요요현상'이라 한다. 이러한 이유에서 체중 감량의 목표를 중등도로 서서히 할 것을 권고하고 있으며 실제 체중 감소 목표치를 현 체중의 10%로 정하는 것이 타당하며 10% 정도의 체중 감소로 당뇨병, 고혈압 등의 관리에는 충분한 효과가 나타날 수 있다.

식이요법과 더불어 치료에 필수적인 것은 신체활동량을 증가시켜 열량소비를 증가시켜 주는 운동이다. 운동을 안 하고 식사량만 줄이면 근육이나 골격량이 줄어들면서 지방살만 남게 되므로 식사요법은 반드시 운동요법과 병행해야 한다.

한편 쉽고 빠르게 체중을 줄이고 싶은 소비자를 겨냥하여 다양한 종류의 제품들이 선보이고 있다. 체중을 줄이고자 하는 소비자들은 쉽게, 또 빨리 체중을 줄이고 싶기 때문에 먹고 싶은 대로 먹고도 살을 뺄 수 있다거나 자는 동안 지방이 녹아 없어진다는 등의 선전에 현혹되기 쉽다. 그러나 이와 같은 선전 중에는 오도되었거나 입증되지 않은 것이 많으며 일부는 거짓이 분명한 것도 있어 이로 인하여 소비자는 경제적으로 손해를 볼 뿐만 아니라 경우에 따라서는 건강에 심각한 문제를 얻을 수도 있다.

안전하게 체중을 줄이고 이를 계속 유지하기 위해서는 오랫동안에 걸쳐 식습관과 운동습관을 바꾸어야 한다. 지금까지 체중 감소 방법으로 입증된 유일한 방법은 섭취 칼로리를 줄이거나 운동을 통하여 소비 칼로리를 높이는 것이다. 노력 없이 체중을 줄이는 방법은 없다는 것을 인식할 필요가 있다. 또한 만일 정상체중을 가진 사람이면 더 이상 체중이 늘지 않도록 건전한 식생활과 규칙적인 운동을 유지하는 것이 중요하다.

콜레스테롤이 높은 고지혈증은 충분히 예방과 치료가 가능하다

최근 매스컴의 영향으로 콜레스테롤이 건강의 최대의 적인 것처럼 인식되고 있다. 성인병의 상당부분을 심장이나 혈관의 질환이 차지하며 그 원인이 콜레스테롤이라는 것이다. 육류 등 기름기가 많은 음식을 주식으로 하고, 비만증 환자가 많으며 실제로 협심증이나 심근경색증 등 관상동맥 질환의 사망률이 높은 서양에서는 틀림없는 얘기이다. 그러나 소득수준의 향상으로 생활양식이나 식습관이 급격히 서구화되어 비만, 당뇨, 심장질환 등의 발생이 많아졌다고는 하나 곡식과 채소를 주식으로 하고 있는 우리나라에서 콜레스테롤에 대한 관심은 너무 과한 인상이 있다.

콜레스테롤은 우리가 섭취한 음식물 중의 지방질을 이용하여 간에서 만들어지는 인체의 기능을 정상적으로 유지하는데 필수적으로 필요한 지방질의 하나이며 여러 가지 호르몬의 재료가 된다. 인체는 세포로 구성되어 있으며 콜레스테롤은 세포를 만드는데 필수적이기 때문에 성장기의 아동이나 청소년에게는 콜레스테롤이 많이 필요하고 부족하면 성장에 지장이 있다. 또한 콜레스테롤은 담즙을 만드는 재료가 되어 음식을 소화시키는데 도움을 준다. 따라서 콜레스테롤은 우리 인체에 없어서는 안 되는 필수적인 지방이라 할 수 있다.

인체는 콜레스테롤을 세포에서 합성하거나 음식 속에 있는 콜레스테롤을 장에서 흡수하여 확보하게 되므로 세포에서 합성되는 콜레스테롤은 신체에 이상이 없는 건강인에 있어서는 항시 같다. 체내의 콜레스테롤의 변화는 혈액 속의 농도의 변화에 의해 온다. 즉 소, 돼지 등의 육류, 우유, 계란, 명란 등의 알 종류, 조개 등의 콜레스테롤이 다량 함유한 음식을 다량 섭취하면 혈중 콜레스테롤은 높아지고 채소류, 곡식류 등 농작물, 생선, 해초류, 해산물 등과 같이 함유, 명적은 음식만을 섭취하면 이는 낮아진다. 또한 혈액 속의 콜레스테롤은 결국 저밀도 지단백(LDL콜레스테롤) 상태가 되어 혈액과 함께 순환하는 알신체의 여러 곳에 콜레스테롤을 운반 공급하게 되고 간에서 제거되어 장을 통해서 버려지는데 음식에서의 섭취가 많아 LDL의 생산이 많거나, 신체의 이용이 줄어서 간에서의 분해가 줄거나 하면 LDL의 농도가 높아지고 혈액 중 콜레스테롤 농도가 높아지는 것이다.

혈액 속의 콜레스테롤 농도가 높으며 협심증, 심근경색증을 일으키기 쉽다. 이것은 고혈압, 흡연, 당뇨병, 비만, 운동부족 등이 요인으로 작용하나 콜레스테롤이 동맥벽 안에 쌓이고 벽이 두꺼워지고 혈액이 통과할 수 있는 혈관 안의 통로가 좁아져 심지어 완전히 막혀져 동맥경화를 초래하여 일으킨다.

콜레스테롤 농도가 높은 고지혈증은 특별한 자각 증상이 없어 침묵의 악마이다. 남자의 경우 45세 이상, 여자의 경우 55세 이상이 되면 협심증이나 심근경색증의 위험성이 있고 콜레스테롤의 소비량이 줄고 운동도 부족해지기 때문에 콜레스테롤 농도가 높아진다. 콜레스테롤이 높은 고지혈증은 일상생활에서 충분히 예방과 치료가 가능하다. 운동부족과 과다한 음식섭취 및 그에 따른 비만, 음주, 흡연 등이 모두 콜레스테롤을 높이고 심장질환을 일으키는 원인이므로 규칙적이고 절제된 음식습관을 유지하고, 꾸준한 운동으로 비만을 예방하는 것이 가장 좋은 치료법이다. 콜레스테롤 수치를 10% 떨어뜨리면 동맥경화에 의한 관상동맥질환의 발생률이 20% 감소하고 이미 발생한 동맥경화증 자체도 호전될 수 있다.

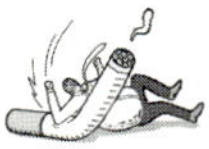

성인병과 남편 단명시키는 10가지 방법

성인병이란 원래 노인병이라는 어원에서 비롯된 것으로 노인병 중 40~64세 연령층에서 호발하나 예방과 치료가 가능하여 보건정책상 중요성이 인정되는 질환을 총칭하는 일본에서 만들어진 말이다. 즉, 중년기에 속하는 성인에게 자주 발생하여 사망률이 높은 질환으로서 보건정책상 예방대상이 되는 질병들을 일괄하여 성인병이라고 표현한 것이다.

성인병은 주로 다음과 같은 특징을 가진 질병군으로 요약된다.

① 주로 40세 이후에 집중적으로 발병하는 비전염성 질환인 만성 질병군으로 성인의 주요 사망 혹은 활동장애의 원인이 된다.

② 질병의 직접적 원인은 불명한 것이 많고 발병의 위험인자가 다수이고 개인생활양식과 밀접한 관계가 있는 것이 많으며 대부분은 원인치료 방법이 없고 위험인자의 제거로 예방이 어느 정도 가능한 것이 많다.

③ 만성, 대사성, 퇴행성 질환이 대부분이고 집단 발생 형태가 아니며 개인적, 산발적 질병이다.

④ 30대의 성인 초기부터 질병소인이 형성되고 점차 질병으로 형성되어 가는 경우가 많으며 질병관리에 있어 장기간을 요한다.

⑤ 성인병이 장기화되면 노인병으로 이행한다.

성인병은 현대병, 문명병, 성격병, 습관병, 인조병, 식원병이라고 불리기도 하는데, 고혈압, 뇌졸중, 동맥경화증, 심장병, 당뇨병 등을 순환기계통의 5대 성인병이라 부른다. 우리나라의 경우도 이들 5대 성인병의 유병률은 연령별로 증가하여 40대에서 약 34%, 60대에서 68%를 나타내며 얼마 전 통계청에서 발표한 사망원인 조사보고를 보면 성인병의 바탕이 되는 순환기계 질환이 주요 사인 중에서도 단연 제 1위를 차지하고 있다. 특히 고혈압, 동맥경화, 당뇨병 등 3대 성인병은 서로 밀접하게 연관되어 있어 고혈압이 지속되면 필연적으로 동맥경화가 발생되고 동맥경화가 있으면 당뇨병이 잘 발병한다.

대부분의 성인병은 질병이 발생하기 전까지 상당히 긴 시간을 필요로 한다. 일반적으로 수십 년의 긴 기간이 되므로 원인적인 요인을 규명하기는 어렵고 음식, 흡연, 운동, 음주 등 개인의 생활방식이 공통으로 관계한다. 개인의 생활습관을 변화시키는 것이 성인병 예방의 지름길이다.

역설적으로 '남편을 죽이는 10가지 방법'으로 성인병 예방을 위한 좋은 생활습관을 들면 다음과 같다.

① 살을 많이 찌게 한다. (몸무게를 자꾸 늘려 배가 나오도록 한다는 뜻)
② 단 것을 많이 먹인다. (커피, 홍차, 초코케이크, 백설탕 등을 많이 먹여 살찌게 한다는 뜻)
③ 운동을 시키지 않는다. (우리 속의 짐승처럼 먹고 자고 뒹굴게 한다는 뜻)
④ 소금기 많은 식사를 시킨다. (짠 음식, 매운 음식을 즐기도록 한다는 뜻)
⑤ 커피를 많이 먹인다. (백설탕을 듬뿍 넣은 커피를 하루 여러 잔씩 먹인다는 뜻)
⑥ 담배를 권한다.
⑦ 밤샘을 시킨다. (올나이트로 피로를 몇 배로 늘린다는 뜻)
⑧ 휴가 여행을 보내지 않는다. (몸과 마음의 스트레스를 쌓이도록 한다는 뜻)
⑨ 늘 바가지를 긁는다. (정신적인 압박감을 쌓이게 한다는 뜻)
⑩ 포화지방을 많이 먹인다. (기름진 식품을 많이 먹여 비대증을 일으키게 한다는 뜻)

또한 미국영양문제특별위원회의 추계에 따르면 미국인들이 잘못된 식생활을 바르게 개선한다면 심장병 25%, 당뇨병의 50%, 비만증 80%, 암의 20% 정도를 감소시킬 수 있으며, 의료비는 약 3분의 1을 절약할 수 있다고 한다.

우리나라에서도 국민소득이 향상되고 식생활이 서구화되어 가면서 각종 성인병이 증가하고 있다. 이러한 성인병을 예방하기 위하여 다음의 식생활 지침을 지키는 것이 바람직하다.

① 음식은 가려먹지 말고 골고루 먹도록 하며 알맞게 먹어 표준체중을 유지하도록 한다.

② 단백질은 충분히 섭취하도록 하며 그 중 동물성 단백질의 비율을 30% 정도로 한다. 단백질 식품으로는 콩류, 어패류 등을 먹도록 한다.

③ 지방질은 양과 질을 생각하여 섭취하여야 하며, 1일 섭취 총열량의 20% 정도를 유지하도록 한다.

④ 소금과 설탕을 필요 이상 먹지 말자. 소금의 섭취는 하루 10 g 이하로 하며 음식은 되도록 싱겁게 조리하여 먹도록 한다.

⑤ 채소류와 과일을 매일 먹자. 특히 녹황색채소는 하루에 100 g 이상 섭취하는 것이 좋다.

⑥ 칼슘 섭취를 위하여 매일 우유를 1잔 이상 마시도록 한다.

⑦ 지나치게 뜨거운 음식은 피하며, 고기 · 생선의 태운 것은 먹지 않도록 한다.

⑧ 술을 적당히 마시고 담배는 피우지 않는다. 커피, 홍차, 콜라 등의 음료도 섭취를 줄인다.

3

질병의 예방

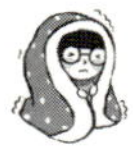

가장 흔한 질병, 감기의 예방

일교차가 심한 환절기에는 호흡기 질환이 증가하게 되는데 그 가운데 가장 흔하게 나타나는 것이 감기다. 정상인이라도 1년에 몇 차례 이상 앓고 지나는 것이 보통인 감기는 대부분 별다른 후유증 없이 수일간의 증상이 있은 후에 회복된다.

이러한 감기는 예로부터 인간을 괴롭혀 온 가장 흔한 건강문제였음에도 불구하고, 눈부신 발전을 이룩해 온 현대의 의학기술로도 아직 정복하지 못하고 있는 질환이다. 감기는 보통 증상이 가볍고 대부분이 저절로 치유되기 때문에 일반인들로부터는 질병 같지도 않은 질병으로 취급되고 있다. 그러나 예로부터 만병의 근원이라 했을 만큼 폐기능이 약한 어린이나 노인들에게는 여러 가지 합병증을 유발할 수도 있는 무서운 병이다.

감기의 원인은 바이러스에 의한 감염이 90% 이상을 차지하는데, 치료는 일반적인 주의사항을 잘 지키고 증상에 따라 치료를 하면 된다. 실내의 습도를 높여주고 물을 많이 마시고, 과일을 먹으면서 쉬는 것이 좋은 치료법이다. 감기는 시간이 지나면 낫게 되어 있으나 2주 이상 계속되면 병원을 찾아 합병증이 생겼는지 확인해야 한다.

감기 및 호흡기 질환의 예방법은 다음과 같다. 첫째, 손씻기와 양치질 등의 철저한 개인 위생관리를 한다. 둘째, 과로를 피하고 몸에 무리가 가지 않도록 한다. 셋째, 기관지 점막이 건조하지 않도록 따뜻한 물과 음료수를 통해 수분을 섭취한다. 넷째, 집안의 온도는 섭씨 20도, 습도는 50~60%를 유지한다. 다섯째, 환경의 변화에 대한 적절한 대처를 하여 밤에는 옷을 더 챙겨 입고 습도를 유지한다. 여섯째, 평소 규칙적인 운동과 함께 신선한 과일과 채소를 많이 먹어 몸의 저항력을 길러둔다.

정신적 스트레스로 인한 긴장성 두통의 예방

전체 인구 가운데 3%는 매일, 약 10%는 매주 한번 이상의 두통으로 고생하고 있으며 70~90% 정도가 일 년에 최소한 한번 이상의 두통을 경험한다고 한다.

스트레스로 옆머리나 뒷머리가 돌아가면서 콕콕 쑤시는 증상은 스트레스성 두통 또는 긴장성 두통의 전형적인 증상이다. 긴장성 두통은 신경성 두통, 심인성 두통, 본태성 두통이라고 하는 일반적인 두통을 말한다. 긴장성 두통은 두통의 80% 이상을 차지하고 있다.

긴장성 두통은 목과 두피근육의 수축으로 발생한다. 근육 수축으로 혈액순환에 장애를 초래하며 두피와 근육, 혈관에 분포하는 신경말단이 자극을 받으면 통증이 유발된다. 이러한 근육 수축의 원인으로는 스트레스, 불안, 우울증이 있으며 오랜 시간 동안 한 자세로 머리를 고정시켜 하는 작업도 두통의 원인이 될 수 있다. 차가운 방에서 수면을 하거나, 부적절한 목의 위치로 잠을 잔 경우도 긴장성 두통을 일으킬 수 있다. 그밖에 눈의 긴장, 피로, 음주, 과도한 흡연, 과도한 커피 섭취 등이 긴장성 두통을 일으킬 수 있다.

증상으로는 관자놀이와 두피, 뒷목 쪽이 무지근하고 압박 받는 느낌의 두통과 머리를 조이는 느낌의 두통의 형태로 나타난다. 편두통이 주로 머리의 한쪽에만 나타나는 경우가 많은데 비해, 긴장성 두통은 주로 양쪽에 같이 나타나며 약 10~15% 정도에서는 한쪽에만 나타난다. 환자 가운데 약 5%는 심각한 통증을 호소하기도 하지만 두통 자체로 인해 직장생활이나 일상생활이 지장을 받을 정도는 아니다.

예방이 가장 좋은 치료법으로 충분한 수면을 취하고 아침은 거르지 않아야 한다. 과식하지 말고 긴장을 풀고 혈액 순환을 개선시키기 위해 규칙적으로 운동을 하는 것이 좋으며 금연이 원칙이다. 명상이나 이완체조 등이 도움을 줄 수 있고 두통이 추위와 연관되었다면 머리를 항상 따뜻하게 보온하고 숙면을 도와 줄 수 있는 적절한 베개를 사용한다. 공부나 특정한 작업 시 좋은 자세를 유지하고 컴퓨터작업 중에는 자주 목과 어깨운동을 해 주는 것이 좋다. 적절한 수면과 휴식, 따뜻한 샤워, 아픈 근육의 마사지도 두통의 경감을 위해 도움이 된다.

약물은 일시적 효과가 있을 뿐 근본 원인을 제거하지 못한다. 머리가 아프다고 무조건 진통제를 먹는 것은 습관성이 될 수 있어 오히려 병을 악화시킬 수도 있으므로 가급적 피하는 것이 좋다. 약물 사용은 전문의와 상담을 하는 것이 좋다.

긴장성 두통은 약물치료보다 근본 원인이 되는 정신적 스트레스를 해소하려는 자신의 노력이 더욱 중요하다.

침묵의 살인자, 고혈압의 예방

혈압을 재면 높은 수치와 낮은 수치가 나온다. 높은 숫자는 심장이 수축하면서 혈액을 내보낼 때의 혈압으로 수축기 혈압이라고 하고, 낮은 숫자는 심장이 확장하면서 혈액이 순간적으로 나오지 않을 때의 혈압으로 확장기 혈압이라고 한다.

고혈압은 혈압이 올라가서 내려가지 않고 높은 상태가 계속되는 것이다. 혈압은 원래 건강한 사람에 있어서도 혈압을 잴 때의 자세, 측정시간, 활동상태, 심리상태, 감기 등 다른 질환의 동반 여부, 커피, 흡연 등 여러 요인에 따라서 상당히 변동이 있을 수 있다.

고혈압은 뚜렷한 증상이 없으므로 '무언의 살인자'라고 한다. 뒷머리가 뻐근한 두통, 어지럼증, 피로 등이 나타날 수 있으나 대부분의 고혈압 환자는 혈압이 높더라도 아무런 증상 없이 지내다가 신체검사 등에서 우연히 발견된다. 흔히들 '뒷골이 당기면 혈압이 높은 것이다.' 라고들 하지만, 실제로 뒷머리가 아픈 사람의 20%만이 고혈압이다. 이와 같이 고혈압은 증상이 없는 질환이므로 고혈압을 발견하기 위해서는 규칙적인 혈압측정이 중요하다.

고혈압이 있으면 중풍, 동맥경화, 심근경색, 심부전 등 여러 합병증이 생긴다. 따라서 건강하게 살기 위해서 고혈압은 반드시 조절되어야 하는 무서운 질병이다.

고혈압은 예방이 중요하다. 건강과 행복을 가져다주는 7가지 생활수칙은 다음과 같다. ① 음식은 싱겁게 골고루 먹읍시다. ② 살이 찌지 않도록 알맞은 체중을 유지합시다. ③ 매일 30분 이상 적절한 운동을 합시다. ④ 담배는 끊고 술은 삼갑시다. ⑤ 지방질을 줄이고 야채를 많이 섭취합시다. ⑥ 스트레스를 피하고 평온한 마음을 유지합시다. ⑦ 정기적으로 혈압을 측정하고 의사의 진찰을 받읍시다.

결핵! 새로이 관심을 가져야 한다

결핵은 오늘날 선진국들에서 20세기 초반까지도 사망의 제일 큰 원인을 차지하였던 질환으로 전 세계적으로 가장 문제시되었던 만성 소모성 질환의 일종이다. 현대에 들어서는 각종 예방대책의 발달과 치료방법의 진전으로 인하여 그 발생 및 사망이 현저하게 감소하였다. 그러나 우리나라는 경제협력개발기구(OECD) 국가 중 결핵 발생률 및 사망률 1위를 기록하고 있다. 지난 한 해 우리나라에서 발생한 결핵 신환자는 3만6000명을 넘고 사망자도 2300여 명이나 되었다. 특히 활발한 사회활동층인 20~40대 결핵 환자 비율이 높은 것이 국내 결핵의 특징이다. 정부는 결핵 발생률을 2015년까지 현재의 2분의 1 수준인 10만 명당 40명으로, 그리고 2020년까지 10만 명당 20명인 선진국 수준으로 낮추는 '결핵퇴치 2020 플랜'을 발표했다. 우리나라에서 결핵에 의한 사망은 10만 명당 4.8명으로 현재에도 여전히 높아 지속적인 관리가 필요한 질병이다.

불치의 병으로 인식되던 결핵은 사회경제의 발전으로 생활수준이 향상되고, 항결핵약제의 개발로 화학치료요법을 실시하게 되면서 급속도로 감소하였다. 이에 선진국뿐만 아니라 개발도상국까지도 관심을 소홀히 하면서 2025년에는 결핵의 박멸이 가능할 것으로 낙관하여 왔다. 그러나 상황은 변화하여 이제 결핵은 공중보건학적 관리수단의 취약성으로 인해 재유행 또는 증가하고 있어 새롭게 부각되는 사회적 문제로 경고되고 있다.

우리나라의 사회경제적 여건은 비교적 짧은 기간에 크게 개선되었지만 불행히도 결핵문제는 그처럼 빠르게 줄지 않아서 아직도 많은 환자가 청장년기에 발생하고 있어 젊은이들의 군 입영을 위한 신체검사나 취직시험 후 채용신체검사, 연례적인 학교나 직장에서의 정기건강진단 등에서도 쉽지 않게 발견되는 질환 가운데 하나이다. 또한 우리나라는 상대적으로 수준 높은 의료시설과 의료진을 갖추고 있으며 모든 항결핵약제들이 값싸게 충분히 공급되고 있음에도 불구하고 적지 않은 환자들이 치료에 실패하고 있으며 결핵퇴치도 효과적으로 이루어지지 못하고 있는 것이 현실이다. 결핵퇴치의 큰 걸림돌은 사회전반에 걸친 결핵문제에 대한 인식의 부족, 즉 안이함과 무관심이다.

결핵은 원래 거의 모든 장기를 침범하는 질환이나 주로 폐에서 빈번히 볼 수 있다. 결핵균은 주로 사람에서 사람으로 공기를 통하여 전파된다. 따라서 결핵의 전염을 차단시키는 가장 효과적인 방법은 전염성환자를 가능한 조기에 발견하여 항결핵약제를 투여하는 것이다.

우리나라는 국가결핵관리사업이 모범적으로 실시되어 괄목할 만한 성과를 이룩하였지만 여전히 전 세계적으로는 결핵문제가 큰 나라로, 100만 명당 1년 동안에 도말양성 폐결핵 신환자가 1명 미만 발생하거나 전

인구 중의 결핵감염률이 1% 미만으로 계속적인 감소상태에 있는 것을 지칭하는 '결핵근절에 가까워진 상태(close to eradication)'는 선진국보다 훨씬 뒤진 21세기 후반에나 가능할 것으로 예측하고 있다.

결핵은 조기발견, 조기치료가 특히 강조되는 질환 가운데 하나이다. 결핵을 조기발견하는 것은 간과하기 쉬운 초기 결핵을 쉽게 찾아내는 효과 이외에도 전파기회의 조기차단, 치료 기회의 증가 등 다목적 효과를 얻을 수 있다. 따라서 정기적인 신체검사는 꼭 필요하다. 결핵문제에 대한 우리 모두의 관심으로 결핵근절 시기를 앞당겨야 하겠다.

구멍이 많이 난 뼈, 골다공증의 예방

뼈는 우리 몸의 형태를 유지하고, 중요한 장기를 외부의 충격으로부터 보호하며, 칼슘, 인 등 미네랄을 저장하는 중요한 역할을 한다. 뼈도 다른 조직과 마찬가지로 신진대사가 활발하게 일어나는데 우리 몸이 성장할 때에는 증식되고, 성장이 중단된 이후에는 오래된 뼈가 없어지고 새로 생성된 뼈가 그곳을 다시 메우는 변화가 일생 동안 일어난다. 그러나 뼈도 나이에 영향을 받는데 일반적으로 우리 몸에서 뼈가 가장 단단한 때는 35세 전후이고, 이후에는 뼈가 생성되는 양보다 뼈가 녹아 없어지는 양이 많아져 점점 약해지게 된다. 골다공증은 뼈의 구성 성분이 점차 자연 소실되면서 정상적인 뼈에 비하여 '구멍이 많이 난 뼈'를 가진 질병을 말하며 경미한 충격에도 쉽게 골절을 일으키는 퇴행성질환이다.

따라서 골다공증과 관계되는 가장 중요한 두 가지 인자는 골 성숙 시

최대 골밀도와 그 이후의 골 소실량이다. 일반적으로 최대 골밀도는 30세에 도달하며 여성은 남성에 비해 최대 골밀도가 30% 정도 낮다. 또한 연령이 증가함에 따라 골량이 감소하게 되는데 골의 생성보다 골의 흡수가 훨씬 빠르게 되면 골다공증이 발생하게 된다. 골다공증은 흔한 질환이지만 대부분의 골다공증 환자들은 자신의 뼈에 구멍이 많이 나 있다는 것을 알지 못하고 대개 가벼운 외상에 의해 골절이 발생한 후에야 자신이 골다공증 환자라는 사실을 깨닫게 된다.

세계골다공증학회의 자료에 의하면 골다공증의 가장 위험한 인자는 폐경기 이후의 백인, 아시아 여성이면서 비만하지 않은 연약해 보이는 듯한 여성과 가족력을 갖고 있는 사람으로 꼽았다. 일반적으로 남성보다 여성이 골다공증에 걸릴 확률이 6배 정도 높으며 난소적출, 조기폐경, 아기를 낳지 못하는 여성이 골다공증의 위험 대상이 될 수 있다. 또한 생활습관에서 골 소실을 증가시키는 요인은 흡연, 음주, 앉아서 일하는 생활습관, 운동 부족, 저칼슘 섭취, 과량의 커피를 마시는 경우 등이다. 또한 노령층에서 비타민 D 결핍도 골다공증의 위험인자로 밝혀지고 있다.

골다공증은 초기에는 증상이 없이 진행되다가 골절이 나타난 후에야 발견이 되는 경우가 많기 때문에 '소리 없는 도둑'이라는 별명을 가지고 있다. 따라서 우선 자신도 골다공증 환자가 될 수 있다는 것을 인지하여야 하고, 골다공증의 위험인자들이 많으면 골다공증이 발생할 가능성이 높아지므로 자신이 골다공증의 위험인자들을 얼마나 가지고 있는가를 알아보는 것은 매우 중요하다.

노년이 되면 뼈에 있는 칼슘이 빠지므로 뼈 내에 구멍이 많아지는 골다공증이 발생된다. 칼슘은 신체기능 유지에 매우 중요하며 뼈의 건강에 절대적으로 필요한 영양소로 일생을 통해 적절한 칼슘의 섭취가 요구된다. 그러나 우리나라 사람들에게 가장 부족한 영양소가 칼슘이며 특히 노인의 경우 부족 상태가 현저하여 칼슘 섭취량 부족으로 혈액 중의 칼슘 농도가 내려가면 뼈 속의 칼슘이 녹아 나오게 된다. 칼슘은 흡수율 및 이용률이 연령의 증가에 따라 현저히 감소하므로 중년 이후에는 골다공증의 예방을 위하여 보다 많은 칼슘의 섭취가 필요하다.

골다공증은 조기진단이 가능하고 치료가 가능하나 중년 이후에 뼈의 건강을 유지하여 경미한 충격으로도 고통 받는 일이 없도록 예방하는 것이 가장 효과적이다. 골다공증 예방을 위한 바람직한 식생활은 다음과 같다.

① 충분한 칼슘을 섭취하기 위하여 하루에 우유 2컵 이상 마신다.

② 조리용 멸치는 갈아서 가루로 만들어서 사용하고 진한 뼛국을 자주 섭취하며 잔 생선을 뼈째 먹는다.

③ 비타민 D 공급식품인 우유, 계란, 간, 생선, 버섯류 등을 섭취하고 체내의 비타민 D 합성을 위하여 활동량을 늘려 햇볕을 쬘 기회를 자주 갖는다.

④ 균형 잡힌 식사를 하며 양질의 단백질을 적당량 섭취한다.

⑤ 칼슘의 흡수율을 낮추는 인스턴트식품이나 청량음료, 짠 음식, 커피, 홍차 등을 제한한다.

⑥ 과음을 피하고 흡연을 삼간다.

⑦ 규칙적인 운동과 부단히 활동적인 삶을 영위한다.

골다공증 예방하는 생활습관

골다공증이란 뼈에 구멍이 많아지고 뼈 조직 사이가 여기저기 끊어져서 작은 충격에도 쉽게 부러지는 질환을 말한다. 골다공증은 폐경에 이른 50대 여성에게서 많이 나타나고 여자에게서 남자에 비해 2배 이상 많이 발생한다.

사람의 뼈는 보통 35세 전후로 가장 단단하며 그 이후로는 노화에 의해 매년 1%씩 뼈가 소실된다. 특히 여성은 폐경기 이후 에스트로겐의 감소로 인해 더욱 악화된다. 이외에도 운동 부족, 칼슘 섭취 부족 등이 골다공증의 원인이 된다.

골다공증은 초기에는 특별한 증상이 나타나지 않는다. 초기 증상 중 하나는 척추뼈가 약해져서 척추가 후만 변형되거나 압박되어 신장이 줄어드는 것이다. 심한 경우에는 척추가 체중을 지탱하지 못해서 외상이 없이도 척추의 앞부분이 일그러지게 된다. 골절의 위험이 높아 일상생활 중에도 쉽게 뼈가 부러질 수 있다. 50~70세 여성의 골절은 주로 손목에 가장 먼저, 그리고 자주 발생하고, 70대 환자들의 경우 고관절 및 척추의 골절이 흔하게 발생한다.

골다공증 예방하는 생활습관은 다음과 같다. ① 과도한 음주를 삼가고 흡연을 중단한다. ② 적절한 유산소 운동과 스트레칭, 제자리에서 뛰기 등과 같은 운동으로 골량을 유지한다. ③ 인스턴트 음식 등 짠 음식을 피하여 염분과 함께 칼슘이 소실되는 것을 방지한다. ④ 1주일에 2회씩은 15분 정도 햇볕을 쬐어 뼈에 필요한 비타민 D를 충분히 합성하도록 한다. ⑤ 우유, 뼈째로 먹는 생선 등과 같은 칼슘이 많은 음식과 우유,

계란, 버섯 등 칼슘의 흡수를 돕는 비타민 D가 함유된 음식을 자주 먹는다. ⑥ 뼈가 부러지지 않도록, 미끄러지지 않도록 조심한다. ⑦ 넘어지더라도 부상을 최소화하도록 평형감각과 근육의 힘을 기른다.

질병의 왕이요, 제왕의 병인 통풍

통풍은 '바람만 불어도 아프다'는 뜻을 가진 질병으로서, 그 병명만 들어도 통증이 아주 심하다는 것을 알 수 있다. 통풍은 히포크라테스가 그의 저서에서 기술하였을 정도로 예로부터 널리 알려진 질병이다. 역사적 인물 가운데 알렉산더 대왕, 영국의 앤 여왕, 프랑스의 루이 14세 등 왕족과 귀족 사이에 환자가 많았기 때문에 '제왕(帝王)병' 또는 '사치병'이라고 불리어 왔다.

통풍은 우리 몸속의 요산이라는 물질이 혈액 속에 너무 많이 존재하여 그 물질이 관절이나 다른 조직에 쌓여 염증 반응을 일으켜 매우 아픈 관절통을 일으키거나 다른 여러 증상을 유발하는 대사질환이다. 이러한 통풍에 의한 관절염은 그 통증이 너무나 심해서 예로부터 통풍을 '질병의 왕'이라고 불렀다.

일반적으로 통풍 환자들은 발가락이나 무릎의 통증만을 호소하므로 통풍이 관절만 침범하는 질환으로 오해를 받기 쉽지만, 실제로 통풍으로 인한 우리 몸의 손상은 대단히 다양하다. 증가된 요산은 피를 타고 몸의 구석구석까지 침착되어 머리끝부터 발끝까지 몸 전체에 통풍의 증상을 일으킬 수 있다. 따라서 환자가 명심해야 할 것은 통풍은 단순한 관절

질환이 아닌 전신 질환으로 꾸준히 치료해야 하고 합병증을 예방하기 위해 노력해야 한다는 것이다.

통풍은 여자보다 남자에게서 더 잘 발생된다고 알려져 있으며 발병 시기는 30대의 비교적 젊은 나이 때부터 발생되기 시작하여 50대까지 발생된다. 주로 40~50대의 정신노동자, 비만인, 특히 육식이나 음주를 즐겨 하는 사람에게 많이 나타난다. 여성들은 월경폐쇄 전까지는 거의 일어나지 않으나 폐경 후의 발생이 높아진다. 이것은 여성호르몬인 에스트로겐이 저하되었기 때문으로 보고 있다. 통풍의 유병률은 인종과 문화에 따라 차이가 있지만 보통 1000명에 15명 정도로 알려져 있다.

통풍은 몸속에 퓨린체가 분해되어 생기는 요산이 많아지는 고요산혈증에서부터 시작되는데 고요산혈증은 음식을 통해 우리 몸에 들어온 요산이 신장을 통한 배설 능력이 떨어지면서 일어난다. 또는 신장을 통한 요산의 배설은 정상이지만 우리 몸에서 요산을 과잉으로 만들어 신장에서 다 배설하지 못하고 요산이 몸속에 쌓이는 경우도 있는데 이런 경우는 보통 유전적인 결함이 있는 가족성 질환인 경우가 많다. 그러나 고요산혈증이 있다고 모두 다 통풍의 증상을 나타내지는 않고, 고요산혈증 그 자체로는 아무런 증상을 나타내지 않는다. 이런 고요산혈증이 지속되면 통풍성 관절염의 첫 증상이 발생되기 시작한다. 급성 통풍성 관절염의 발작을 유발하는 경우는 술을 많이 마시거나, 과식한 후, 과로한 후, 스트레스를 많이 받은 후, 수술을 받은 후, 약물 사용 후, 교통사고나 외상을 당한 후, 질병으로 입원한 경우 등이다. 이 가운데 술을 마신 후에 통풍 발작이 발생되는 경우가 가장 많으므로 통풍 환자는 반드시 금주를 해야 한다. 이런 상황에서 몸속에 쌓인 요산 덩어리들이 관절 내에서 바늘 모양의 작은 크리스탈을 형성하여 백혈구가 모이고, 염증 반응이 일어나

극심한 통증이 생기게 된다.

통풍의 가장 흔한 증상으로는 고통스런 관절염의 발작이다. 흔히 침범되는 관절은 엄지발가락으로 매우 심하게 아프면서, 뜨거워지고, 빨갛게 부어오른다. 처음에는 대개 한 관절만 침범하지만 만성으로 계속 진행되면 양쪽 발가락에 관절통이 생기기도 하고 발등, 발목, 뒤꿈치, 무릎, 팔꿈치, 손목, 손가락 등으로 이동하면서 관절통이 생기게 된다.

통풍을 치료하는 목적은 급성 통풍 발작을 빨리 종결시키고, 통풍성 관절염의 재발을 예방하고, 신장과 관절 및 다른 부위에 생기는 합병증을 예방하고, 통풍과 관련된 비만, 고혈압, 고지질혈증 등을 정상화시키는데 있다. 이를 위해서는 식이요법, 특히 술을 마셔서는 안 되며, 운동요법을 기본으로 하여 꾸준히 약물치료를 거의 평생 동안 해야 한다. 술은 요산의 합성을 증가시키고 소변으로 배설도 억제하므로 반드시 금하는 것을 철칙으로 삼아야 한다. 특히 맥주는 퓨린체가 많이 포함되어 있어 요산의 증가가 더욱 현저하므로 독주보다 오히려 더 좋지 않은 것으로 알려져 있다. 약물 치료 이외에 주의해야 할 점은 비만한 체중이 되지 않도록 적당한 식사 조절과 적당한 운동이 필요하며, 너무 과로하거나 운동이 지나치면 오히려 수분 부족으로 인해 통풍 발작이 유발될 수 있음을 유의해야 한다.

치료약의 개발로 옛날처럼 식사를 까다롭게 제한할 필요는 없으나 동물내장, 정어리기름, 짠 멸치 등 특히 퓨린체를 많이 함유한 음식물은 피하는 것이 좋다. 차나 커피 같은 수분이 많은 것은 소변량을 증가시켜 요산배설을 쉽게 하므로 중요하다. 통풍은 결코 무서운 병이 아니다. 조기에 발견하여 적절한 치료를 계속한다면 평생을 건강하게 살 수 있다. 그러나 통풍을 방치해 둔다면 치명적인 병에 이른다는 것을 잊지 말아야 한다.

통풍 예방을 위한 수칙

우리 몸을 유지하기 위해서 필요한 핵산은 음식으로 섭취되거나 몸에서 생성되어 요산으로 대사되며, 신장 혹은 장으로 배설되고, 일정량은 혈액 내에 정상적으로 존재한다. 이때 어떠한 원인에 의해 생성되는 요산의 양이 증가하거나 신장으로 배설이 잘 되지 못해 혈액 내의 요산 농도가 증가하게 되면 과다한 요산이 결정 형태로 조직에 침착해 심한 통증을 유발하게 된다. 이러한 상태가 통풍으로, 전형적인 통풍은 건강하던 중년 남성이 갑자기 새벽에 엄지발가락이 부어오르면서 심한 통증을 느끼게 되는 경우이다. 통풍 예방을 위한 수칙은 다음과 같다.

① 적절한 운동과 체중 관리는 통풍 예방에 도움이 된다. 그러나 과도한 운동이나 급격한 체중감소는 통풍 발작을 초래할 수 있으므로 피하도록 한다. ② 고혈압, 당뇨, 고지질혈증 등을 앓고 있다면 이를 잘 조절하는 것이 중요하다. ③ 반복적인 통풍 발작이 있거나 신장 이상이 있는 환자의 경우, 혈중 요산을 증가시키는 동물의 간, 콩팥, 뇌, 내장, 농축된 육수 등의 섭취를 줄이고, 꽁치, 고등어 등을 과다하게 섭취하지 않도록 한다. ④ 핵산을 많이 함유하고 있는 콩, 버섯, 시금치 등의 야채, 커피나 차 종류 등은 통풍 발생에 큰 영향을 주지 않는다. ⑤ 과음을 삼가도록 한다. 특히 같은 알코올 함량의 경우 맥주와 독주가 가장 좋지 않다. 알코올을 섭취하면 요산의 생성이 촉진됨과 동시에 요산의 배설이 저해되는 작용이 동시에 나타나므로 평소 과음하는 사람은 통풍에 걸리기 쉬우며, 맥주의 경우, 같은 양의 알코올을 함유한 술 종류 중에서 핵산의 함유량이 가장 많아 통풍 발작의 주된 원인이 된다. ⑥ 물은 하루에 10잔 이상

충분히 마신다. ⑦ 요구르트와 같은 유제품은 통풍 발작의 빈도를 감소시켜 준다.

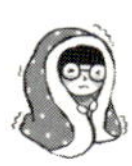

무서운 사신, 중풍의 예방

뇌졸중은 평균수명의 연장과 인구의 노령화에 따라 발생빈도가 높아져 주변에서 상당히 흔히 볼 수 있다. 복병처럼 모르게 매복해 있다가 일격에 치명타를 주는 뇌졸중은 발병률이나 사망률이 높아 '무서운 사신'으로 불린다.

뇌졸중은 뇌혈관에 순환장애가 일어나 갑자기 의식장애와 함께 신체의 반신에 마비를 일으키는 뇌혈관 질환을 말한다. 뇌혈관질환은 일단 발병하면 사망하거나 생존하더라도 만성적인 후유증을 남기게 되므로 중요한 공중보건상의 문제이다. 뇌졸중은 흔히 혈관이 터져 나타나는 뇌출혈과 뇌혈관이 막혀서 피가 통하지 못해 나타나는 뇌경색의 두 가지로 크게 나누는데 치료를 위한 수많은 방법들이 개발되고 있지만 뚜렷한 효과가 있다는 치료법은 여전히 확립되지 않은 실정이다. 따라서 평소에 발병하지 않도록 예방에 치중하는 것이 가장 중요하며 바람직한 대책이다.

① 혈압을 재보자. 뇌졸중과 같은 뇌혈관 질환이 있는 사람 3명 가운데 1명은 고혈압을 가지고 있다. 자신의 혈압수준을 알고 관리해야 한다. ② 담배를 피우지 말자. 담배를 끊게 되면 위험이 즉시 줄기 시작하여 1년 후에는 절반으로 준다. 5년 후에는 비흡연자와 같을 정도로 위험이

줄기 때문에 매우 효과적이다. 따라서 반드시 금연해야 한다. ③ 당뇨병 치료를 잘하자. 혈당치가 높은 경우에는 반드시 의사 지시에 따라 치료받도록 해야 한다. ④ 과도한 음주를 삼가고 건강한 식사습관을 갖자. 기름기, 콜레스테롤이 적은 음식으로 싱겁게 먹도록 한다. ⑤ 운동을 하자. 일주일에 3~4일은 하루에 30분 이상 운동하도록 한다. 운동 중에서는 달리기, 빨리 걷기, 자전거 타기와 같은 것이 좋다. ⑥ 1년에 한 번 의사를 만나자. 뇌졸중의 위험인자들은 기본적인 검진과 검사로도 쉽게 알 수 있다. 1년에 한 번은 가까운 곳의 의사를 만나 체크 받아 보는 것이 좋다.

뇌경색 예고하는 여섯 가지 증상

뇌졸중은 뇌혈관이 터지는 뇌출혈과 뇌혈관이 막히는 뇌경색으로 크게 나뉜다. 예전에는 뇌출혈의 발생률이 높았으나 서구식 생활습관으로 현재는 뇌경색 발병률이 높다. 미리 예방하고 전조증상이 발생하였을 때 신속하게 병원으로 가는 것이 가장 중요하다.

뇌졸중의 신호로는 뇌로 가는 혈액의 공급이 일시적으로 줄어들어서 혈액공급을 제대로 받지 못한 뇌 부위가 정상적인 기능을 할 수 없게 되는 일과성 뇌허혈증이 있다. 이는 다음과 같은 여러 증상 중에서 일부가 여러 차례에 걸쳐 반복적으로 발생할 수 있으며, 그 때의 증상은 매번 같을 수도 있고 다를 수도 있다.

① 갑자기 한쪽 눈이나 양쪽 눈에 이상이 생긴다. 물체가 잘 보이지

않거나 두 개로 보인다. 또는 한쪽 눈만 보이거나 물체가 절반만 보이기도 한다. ② 갑자기 몸의 균형을 잡지 못하고 조정을 못 한다. 똑바로 서기 어렵고 술에 취한 것처럼 비틀거리면서 잘 걷지 못한다. ③ 갑자기 말하고 듣는 것에 문제가 생겨 혼란스러워한다. 상대의 말을 이해하지 못하고 생각대로 말이 나오지 않는다. 혀가 마음대로 움직이지 않아 말을 더듬는다. 말은 잘하나 엉뚱한 대답을 하거나 문장을 제대로 구사하지 못한다. ④ 갑자기 극심한 두통이 있다. 두통과 함께 구토를 하기도 한다. ⑤ 갑자기 얼굴이나 팔다리에 힘이 빠지거나 마비가 온다. 좌우 뇌 중 이상이 생긴 뇌혈관의 반대쪽 신체에 마비가 생기기 때문에 대부분 몸의 절반만 문제가 생긴다. ⑥ 갑자기 심하게 어지럽다. 땅이나 천장이 빙글빙글 도는 것처럼 어지럽고 현기증이 난다. 귀에서 소리가 날 때도 있다. 심하면 구토를 한다.

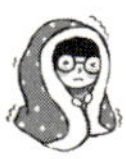

뇌졸중 예방을 위한 건강수칙

모르게 매복해 있다가 일격에 치명타를 주는 뇌졸중은 '무서운 사신'으로 불린다. 따라서 평소에 발병하지 않도록 예방에 치중하는 것이 가장 중요하다.

뇌출혈의 대부분은 고혈압의 합병증으로 발생되고, 뇌경색은 주로 동맥경화로 인한 뇌혈전으로 고지질혈증, 고혈압, 흡연, 당뇨, 비만 등이 발생 위험인자이다.

따라서 1차 예방은 고혈압을 조기에 철저히 치료하고 관리해야 한다.

또한 동맥경화 위험요소들을 제거하거나 교정하는 것이 중요하다. 이 가운데 특히 중요한 3대 위험인자는 고지질혈증, 고혈압, 흡연이다. 30대 후반 이후 이러한 위험인자를 가지고 있으면 동맥경화증의 발병률이 매우 높기 때문에 각별한 주의와 관리가 필요하다.

뇌졸중 예방을 위한 건강수칙은 다음과 같다.

① 혈압을 재보자. ② 담배를 피우지 말자. 담배를 끊게 되면 위험이 즉시 줄기 시작하여 1년 후에는 절반으로 준다. 5년 후에는 비흡연자와 같을 정도로 위험이 줄기 때문에 매우 효과적이다. 따라서 반드시 금연해야 한다. ③ 당뇨 치료를 잘하자. 혈당치가 높은 경우에는 반드시 의사 지시에 따라 치료받도록 해야 한다. ④ 과도한 음주를 삼가자. ⑤ 건강한 식사습관을 갖자. 기름기, 콜레스테롤이 적은 음식으로 싱겁게 먹도록 한다. ⑥ 운동을 하자. 일주일에 3~4일은 하루에 30분 이상 운동하도록 한다. 운동 중에서는 달리기, 빨리 걷기, 자전거 타기와 같은 것이 좋다. ⑦ 1년에 한 번 의사를 만나자. 뇌졸중의 위험인자들은 기본적인 검진과 검사로도 쉽게 알 수 있다. 1년에 한 번은 가까운 곳의 의사를 만나 체크받아 보는 것이 좋다.

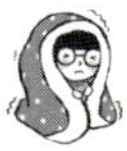

치매란 무엇인가? 치매 예방법과 조기진단 체크포인트

치매란 우리가 흔히 '노망', '망령'이라고 부르는 질환으로 정상적인 지능을 대체로 잘 유지하던 사람이 노년기에 들어서 지능이 떨어지는 경우를 모두 포함하여 이르는 말이다. 그러나 나이가 들면 정도의 차이는 있지만 누구나 기억력 장애가 생기기 때문에 기억력 장애를 바로 치매라고는 하지 않는다. 정상적으로 인간의 뇌세포 수는 30세 이후부터 연령이 증가함에 따라 감소되는 양상을 보이므로 그에 따라 전반적인 인지능력의 저하가 초래되기 때문이다. 따라서 노년기에 들어서면 자연적인 현상으로 기억력이나 계산능력이 감소되나 이는 정상적인 범주 내에서의 인지능력의 저하로 일상적인 생활에 큰 장애를 초래하지 않는 것이 보통이다. 치매는 기억력 장애뿐만 아니라 판단 장애, 행동 장애 등의 여러 문제를 동반하여 사회생활이나 일상적인 생활을 수행하는 데 있어 장애를 초래할 때 이를 병적인 것으로 간주하고 치매 환자로 진단하게 된다.

누구나 다 나이가 들면 치매증상이 생기는 것은 아니나 치매 환자 수는 연령이 증가함에 따라 기하급수적으로 증가하게 된다. 대개 65세 이상 노인들의 5% 정도에서 치매가 있다고 추정되고 있다. 따라서 우리나라에서는 적어도 10만 명 이상의 치매 환자가 있을 것으로 추정되고 있으며 최근 노인인구의 증가추세로 볼 때 치매 환자의 수는 앞으로 더욱 늘어날 전망이다.

치매는 어떤 원인에 의해서든지 기억, 판단, 의사결정, 행동을 관장하는 뇌의 신경세포가 파괴되거나 위축되어 그 기능을 못하기 때문에 생기는 문제다. 따라서 치매란 뇌의 질환으로 인해 생기는 하나의 증후군으로 대개 만성적이고, 진행성으로 나타난다. 치매의 주요 원인으로는 퇴행성 뇌질환의 일종인 알쯔하이머씨 병과 다발성 뇌졸중을 들 수 있다. 우리나라에서는 서구와는 달리 뇌졸중에 의한 치매가 많다. 알쯔하이머씨 병의 원인은 아직까지 확실히 밝혀져 있지 않으며 중추신경계의 퇴행성 변화로 나타난다. 일단 발병하면 사망할 때까지 증상이 지속적으로 진행되며, 질병의 진행을 멈추거나 증상을 호전시킬 수 있는 치료 방법은 알려진 것이 없다. 뇌졸중에 의한 치매는 세동맥의 폐색으로 인한 것이 많으며 가장 흔한 원인은 동맥성 고혈압이다. 머릿속의 혈관이 여러 군데에서 막혀서 치매증상이 나타나는 것으로 뇌혈관 질환의 위험 요인인 고혈압, 심장질환, 당뇨병 등의 신체적 질환이 있는 경우 훨씬 높게 나타난다.

치매의 증상은 원인에 따라 다르며 그 양상이나 정도가 다르게 나타나는 경우가 많다. 초기 증상으로는 의욕이 감소한다든지, 매일 반복되는 일들을 빼먹는다든지 하는 등의 사소한 증상으로부터 시작되어 주위에서 인식하기가 어렵다. 그러나 병이 점차 진행됨에 따라 건망증의 정도가 심해지고 일상생활에 장애가 될 정도로까지 발전하며, 마침내는 모든 과거사를 기억해 내지 못하는 정도에 이르게 된다. 평소 잘 알던 길을 잃는 경우가 발생하고 감정이 불규칙적으로 되어 사소한 일에도 화를 내거나 우는 등의 증상을 보이고 더욱 진행되면 감정이 무디어져 우울한 듯이 보이며 감정 표현이 사라지게 되고 말수도 줄어들게 된다. 대소변을 가릴 수 없게 되고 가족이나 친지들을 알아보지 못하게 되며 질병에 대한 저항력이 감소되어 사소한 질환에 의해 전신적 증상을 초래하기도 한다. 마침내는 누워서 간병을 받아야만 하는 상태로 진행되다가 발병 5~10년 이내에 다양한 합병증으로 인해 사망하게 된다.

치매는 원인이 불명확하므로 확실한 치료나 예방방법이 아직 알려져 있지 않다. 조기운동, 산책, 달리기, 산행 등 신체적 형편에 맞는 적당한 신체적 운동과, 달력, TV, 라디오, 신문 등을 가까이 하는 계속적인 정신활동, 저칼로리, 저지방, 야채류를 많이 섭취하는 균형 잡힌 식사와 금주, 금연이 예방에 도움이 된다.

치매예방을 위한 방법을 열거하면 다음과 같다.

① 식사는 영양의 균형을 유지하여 자신이 먹을 수 있는 양의 80% 정도

로 한다.

② 술은 적당하게 마시며 건강관리에 힘쓴다.

③ 운동은 젊었을 때부터 규칙적으로 한다.

④ 노후에 할 일에 대한 계획을 철저히 세운다.

⑤ 노후에도 절친하게 지낼 수 있는 친구를 만들어 둔다.

⑥ 젊은 사람들과도 어울린다.

⑦ 난청과 시력장애가 치매로 오인 받게 할 수도 있으므로 적절한 치료를 받도록 한다.

⑧ 새로운 정보를 항상 접하고 일상생활에서 활용할 수 있도록 노력한다.

⑨ 항상 즐겁고 느긋하게 긍정적인 태도로 노후생활을 보내도록 노력한다.

치매는 초기의 변화가 매우 두드러지지 않아 정확한 발병시기를 알기 어렵다. 주위에서 인식하지 못한 채 지내 오다 어떤 계기를 통하여 갑자기 환자 자신이나 가족들이 알게 되는 경우가 흔하다. 또는 일반인의 치매에 대한 기초지식이 부족하여 치매의 초기증상 자체를 정상 노화현상으로 간주하여 이를 간과하는 경우도 많다. 따라서 치매와 유사한 증상이 나타날 때는 전문가의 도움을 받아 적절한 치료의 지연으로 인한 치매의 만성화의 가능성을 줄여야 한다.

가정 내에서 치매환자의 조기진단을 위한 치매 체크포인트는 다음과 같다. 다음 문항 중 20개 이상이 해당되면 전문의의 도움을 받아야 한다.

① 전화번호나 사람 이름을 기억하기 힘들다.

② 어떤 일이 언제 일어났는지 기억하지 못할 때가 있다.

③ 며칠 전에 들었던 이야기를 잊는다.

④ 오래 전에 들었던 얘기를 기억하지 못한다.

⑤ 일상생활에 변화가 생겼을 때 적응하기 힘들다.

⑥ 배우자생일, 결혼기념일 등 본인에게 중요한 일을 잊을 때가 있다.

⑦ 같은 이야기를 반복할 때가 있다.

⑧ 어떤 일을 해 놓고도 또 한 적이 있다.

⑨ 약 먹는 시간을 놓치기도 한다.

⑩ 여러 가지 물건을 사러 갔다가 한두 가지를 빠뜨리기도 한다.

⑪ 가스 불 끄는 것을 잊어버린 적이 있다.

⑫ 남에게 같은 질문을 반복한다.

⑬ 어떤 일을 해 놓고도 기억이 안나 다시 확인해야 한다.

⑭ 물건을 두고 다니거나 가지고 갈 물건을 놓고 간다.

⑮ 하고 싶은 말이나 표현이 금방 떠오르지 않는다.

⑯ 물건이름이 금방 생각나지 않는다.

⑰ 개인적인 편지나 사무적인 편지를 쓰기 힘들다.

⑱ 갈수록 말수가 줄어든다.

⑲ 신문을 읽을 때 줄거리를 파악하지 못한다.

⑳ 책을 읽을 때 같은 문장을 여러 번 읽어야 이해가 된다.

㉑ 텔레비전에 나오는 이야기를 따라가기 힘들다.

㉒ 자주 보는 친구나 친척을 바로 알아보지 못한다.

㉓ 물건을 어디에 두었는지를 몰라 찾게 된다.

㉔ 전에 가본 장소를 기억 못한다.

㉕ 방향 감각이 떨어졌다.

㉖ 길을 잃거나 헤맨 적이 있다.

㉗ 물건을 항상 두는 장소를 망각하고 엉뚱한 곳을 찾는다.

㉘ 계산 능력이 떨어졌다.

㉙ 돈 관리를 하는 데 실수가 있다.

㉚ 과거에 편안히 쓰던 기구 사용이 서툴러졌다.

예기치 못한 죽음, 돌연사의 예방

대부분의 사람에게서 가장 원하는 희망은 오랫동안 건강하게 장수하는 것이다. 그러나 40대로 접어든 사람은 신체적인 위기를 접하게 되어 불안과 치열한 경쟁사회에서의 실망과 좌절을 경험하게 되고 사회적 가치관의 혼돈에서 40대의 역할에 혼란을 일으켜 새로운 정신적 갈등을 경험하게 된다. 완숙기인 40대는 안정된 사회생활을 하게 되며 가정적으로도 안정되어 있다. 그러나 어느 날 갑자기 평소에 건강하였고 왕성한 활동을 하던 친구나 그냥 평범한 그리고 성실히 살아가는 이웃의 돌연사를 보며 이 사람들이 바로 내 자신일 수도 있다는 생각에 사로잡히게 되고 자신에게도 찾아올 수 있다는 충격에 빠지게 된다.

요즘 들어 자주 사용되는 이 돌연사라는 말은 원래 학술적인 용어는 아니며 단순히 말 그대로 해석하여 예상하지 못한 죽음을 의미하는 일반적인 용어였으나 근래에 사회적인 주목을 받으면서 사용상 혼란을 피하기 위해 '뚜렷한 외적인 위해가 없는 상황에서 어떤 내부 원인이 발생한지 2시간 이내에 사망하는 경우'라고 정의하고 있다. 즉, 일반적인 판단으로 죽을 만한 원인이 없는 것처럼 보이는데 갑작스럽게 죽은 것을 말한다. 과로사는 돌연사의 한 부분으로 주위 상황으로 추측하여 과로가 원인이 되었거나 원인의 일부를 구성하고 있는 경우를 일컫는 말이다.

돌연사는 말 자체가 예기치 못한 죽음을 나타내고 있으므로 주로 40~50대의 장년층에서 발생한다. 물론 돌연사는 전체 사망자 수에 비해 아주 적은 부분을 차지할 뿐이나, 이 죽음이 가지는 여러 특성 때문에 대단히 충격적인 일로 받아들여지고 활발한 활동을 하는 시기에서의 죽음이라는 생각에서 주위의 많은 관심을 끌게 되어 실제보다 훨씬 많은 것처럼 보인다.

돌연사는 일반인이 아는 것과는 달리 아침 6~8시와 오후 6~8시 사이에 집중적으로 발생한다. 돌연사를 당한 사람들의 사망하기 전의 건강상태는 질병 유무에 따라 평소에 그렇게 갑자기 사망으로 갈 것으로 생각지 못했던 만성적인 병을 가지고 있는 경우이고 또 하나는 전혀 병이 없는 건강하다고 생각하던 경우이다. 평소에 지병을 가지고 있던 사람들이 돌연사를 하는 경우는 그 병이 갑작스럽게 악화되거나 합병증을 일으키면서 사망에 이르는 수가 많다. 고혈압에 의한 뇌혈관 출혈, 심장병에 의한 심근경색, 간 질환 등이 원인이 된다. 평소에 건강하다가 돌연사를 당한 사람은 이미 몸에 병이 생겼는데 몸에 별다른 증상이 나타나지 않아 그것을 모르고 지낸 경우가 있으며, 정말 전혀 질병이 없던 사람이 죽는 경우가 있다. 후자의 경우는 과중한 피로와 정신적인 긴박감이 원인이 된다.

이와 같은 돌연사는 몇 가지 선행 요인을 개선함으로써 예방이 가능하다. 첫째는 고혈압, 심장병, 간 질환 등의 성인병이 중요한 요인이 되므로 평소 건강한 생활습관을 유지하고 정기적인 증상이 없는 병이라도 조기에 발견하여 관리하여야 한다. 둘째는 만성적인 피로를 초래하는 업무, 생체의 리듬을 깨뜨리는 업무, 정신적으로 과도한 긴장감을 초래하는 업무에 종사하는 사람은 자신의 업무에서 오는 신체적, 정신적 피로를 해결할 적절한 대책을 강구해야 한다. 셋째는 개인의 성격이나 신체조건 등 개인적인 요인이 돌연사에 중요한 몫을 차지하므로 이를 잊지 않아야 한다. 이외에도 술, 담배, 불규칙한 생활은 성인병을 유발하고 이에 따라 돌연사의 위험이 증가하므로 이의 개선이 필요하다.

즉, 적절한 스트레스 관리, 정기적인 건강검진, 철저한 휴식, 규칙적인 생활, 이것들은 돌연사를 예방하고 모든 질병에 걸리지 않기 위한 최선의 방법이다.

심근경색증 위험 체크리스트

급성 심근경색증은 심장에 혈액을 공급하는 관상동맥이 혈전이라는 피떡에 의해 갑자기 막혀 심장근육에 혈액이 공급되지 않아 발생한다. 발생 직후 병원에 도착하기 이전에 환자의 ⅓은 사망하게 되며, 병원에 도착하여 적절한 치료를 받더라도 사망률이 5~10%에 이르는 무서운 질환이다.

일반적으로 심근경색은 고지혈증, 고혈압, 흡연, 당뇨 등 위험요인이 있는 사람에게 잘 발생한다. 또 가족력, 비만, 운동 부족, 여성의 폐경, 스트레스 등도 위험 요인으로 작용한다. 이들 위험요인이 복합적으로 작용할수록 심근경색의 발병 위험도는 증가한다. 주요한 위험군은 50~60대 중년 남성이다.

심근경색증은 50% 이상 환자에서는 평소 아무런 증상이 없다가 갑작스럽게 발생하므로 평소에 건강검진을 하더라도 발견을 못하는 경우가 많다. 심근경색증이 발생하게 되면 우선 격심한 가슴통증이 발생한다. 따라서 심근경색증이 발생한 경우에는 빠르고 적절한 치료가 매우 중요하다.

심근경색으로 사망하는 사람 대부분은 평소 흡연, 당뇨, 비만, 운동부족 등의 위험요인을 잘 관리하지 못한 경우가 많다. 급성 심근경색을 예방하기 위해서는 식사 조절과 적절한 운동, 흡연, 음주 등을 삼가고 스트레스를 줄이려는 노력이 필요하다. 평소에 녹황색 채소, 등 푸른 생선, 저염식으로 식사를 조절하고, 수영, 자전거, 조깅 등과 같은 유산소 운동을 하면 좋다. 과격한 운동은 삼가고 심장에 무리가 가지 않도록 적당한 양을 꾸준히 하는 것이 중요하다.

다음 문항으로 심근경색증 위험을 체크해 보자.

1. 심장이 조여 오는 것 같은 통증을 경험한 적이 있다.
2. 심전도 검사에서 이상이 있다는 진료를 받았거나, 검사를 받아본 적이 있다.
3. 혈압이 높거나, 평소 혈압검사를 받아 본 적이 없다.
4. 중성지방 수치가 높거나, 검사를 받아본 적이 없다.
5. 콜레스테롤 수치가 높거나, 검사를 받아본 적이 없다.
6. 평소 운동이 부족한 생활을 하고 있다.
7. 본인의 몸이 비만이라고 생각한다.
8. 스트레스를 많이 받는 직종에서 일한다.
9. 담배를 피우고 있다.
10. 주변이 잘 정리돼 있어야 하고, 맡은 일을 깔끔하게 처리해야 직성이 풀리는 완벽주의 성향이 있다.
11. 평소 내기를 좋아한다.

12. 당뇨병을 앓고 있다.

13. 통풍이 있다.

14. 부모 중 한 분 이상이 심장마비로 사망했다.

15. 심장마비로 사망한 아버지는 40살 이상(어머니는 50살 이상) 이었다.

선택한 항목의 개수 합계에 따라 0~2개는 정상, 3~4개는 아직 확실치 않음, 5~9개는 심근경색 등 심장마비의 위험이 약간 있음, 10~12개는 가까운 시일 안에 심근경색이 일어날 우려가 있음, 그리고 13~15개는 심근경색 등 심장마비에 걸릴 확률이 높음을 나타낸다.

A형 간염을 예방합시다

최근에 A형 간염이 주목을 받고 있다. 그 이유는 환자수가 증가한데다 입원이 필요할 정도로 증상이 심하고 사망에 이르기도 하기 때문이다. 과거 위생 상태가 좋지 않은 시기에 A형 간염은 어렸을 때 가벼운 감기와 같은 증상으로 앓고 지나가는 경우가 많았다. 그래서 40~50대 이상은 90% 이상이 항체를 보유하고 있다. 그러나 위생 수준과 사회경제적 여건이 높아지면서 바이러스에 노출되는 경우가 적어지면서 항체 보유율이 어린이와 청소년, 20~30대에서는 낮게는 2%에서 높아야 20% 정도에 불과하다. 따라서 10대 후반에서 30대는 면역력이 없기 때문에 감염 위험성이 더욱 높다.

'유행성 간염'이라고 불리는 A형 간염은 제1군 법정 감염병이다. A형 간염 바이러스에 의해 발생되며 대변을 통해 입으로 전파된다. 증상은 다른 간염에서와 같이 나타난다. 그러나 유·소아기의 감염은 거의가 증상이 없는 무증상 감염으로 나타나나 연령이 높아질수록 그 증상이 심한 것이 특징이다.

A형 간염은 경구 감염이므로 개인위생을 철저히 관리하면 예방할 수 있다. 날음식이나 오래된 어패류 등의 섭취를 삼가고 물은 반드시 끓여 먹어야 한다. 또 식사 전이나 화장실을 이용한 후 반드시 손을 씻는 등 개인위생을 철저히 관리해야 한다. 그러나 평생토록 A형 간염 바이러스와 접촉할 확률을 고려할 때 예방접종을 생각해 볼 수 있다. 특히 집단생활을 하는 사람, 혈우병 환자, 의료업 종사자, 만성 간질환 환자, A형 간염의 유병률이 높은 지역을 여행할 경우 우선적인 고려대상이다. 30대 이하에서는 접종이 권장된다. 예방접종은 6~12개월 간격으로 2회 접종하며 가장 효과적인 예방법이다.

단일 장기에 의한 사망 1위, 간 질환

간은 무게 1.4~1.6 kg으로 인체의 장기 중 제일 크며 영양소의 대사과정에서 분해와 합성을 담당하는 화학공장으로 저장창고의 역할을 하는 곳이다. 특히 놀라운 것은 2,000여 종의 효소가 있어 호르몬과 신경의 조절을 받아 가며 기능을 나타낸다. 즉, 혈류조절작용, 여과작용, 저장작용, 소화촉진작용, 살균작용, 면역체형성작용 등을 한다. 간에 지나친 부담을 주었을 때 기능저하가 오는데, 부담조건이 없어지면 원상회복이 되나 그렇지 못할 경우 간장이 피로해져서 기능장애를 일으키게 된다.

우리나라는 세계적으로 급만성 간 질환의 만연 지역으로 통한다. 한국인에게 간질환은 단일 장기에 의한 사망으로 1위를 차지하는 주요 질환이다. 1999년 통계청 자료에 따르면 간 질환으로 인한 40대 사망자는 10만 명 당 41.4명으로 1위를 차지했다.

우리나라에서의 간 질환은 바이러스성 간염에 의한 경우가 대부분이다. 간염은 간세포를 파괴하고 염증을 일으켜 간기능에 이상을 나타내는 질환으로 증상이 거의 나타나지 않는 경미한 간염부터 급격히 진행돼 사망에 이르는 전격성 간염까지 다양하다. 바이러스, 술, 약물이 원인이며 이 중 바이러스에 의한 감염이 80% 이상을 차지한다.

간염 바이러스는 A, B, C, D, E형 등이 있다. A형은 대부분 자연 치유되고 D, E형은 국내에 환자가 거의 없다. 문제는 B형과 C형으로 만성 간염환자의 60~70%는 B형 간염이며, 15~20%는 C형 간염으로 이 중 C형 간염이 증가하는 추세다. 간염의 대부분은 합병증이 없이 수개월 내 회복되는 급성이지만 6개월 이상 간세포의 파괴가 계속되는 만성 간염환자 중 일부는 간세포가 굳어지는 간경화증이나 간암으로 진행된다.

초기 증상은 전신피로감, 식욕부진, 구역질, 구토 등으로 가끔 오른쪽 윗배가 아프고 미열이 있다. 평소 좋아하는 커피나 담배 맛이 없어지는 경우도 있다. 드물게는 관절통이나 피부 발진 등을 보인다. 황달기에 접어들면 눈이나 피부에 황달이 나타나고 온몸에 가려움증을 보이기도 한다. 그러나 많은 경우 황달이 안 나타난다. 회복기에는 모든 증상이 서서히 없어지고 황달도 없어진다.

B형 간염은 백신을 맞으면 예방이 가능하다. 그러나 C형 간염은 백신이 개발되지 않아 예방이 어렵다. 또 B형 간염은 만성화율이 5% 이하인 반면, C형 간염은 만성화율이 70%이며 이 중 20%는 간경화나 간암으로

이행된다. 간암으로 이행된 비율도 15%로 B형 간염의 3배에 달한다.

B형 간염은 B형 간염 환자나 보균자의 혈액, 혈청을 통해 전염될 수 있다. 또 환자의 체내 분비물 즉 타액, 소변, 정액, 대변 등도 감염원이 될 수 있다. 특히 피부나 입 안에 상처가 있을 때 쉽게 감염된다. 감염된 어머니에게서 태어난 아이의 경우 거의 대부분이 간염보균자나 만성 간염이 된다. 공기를 통해서는 전염되지 않는다. 입을 통해 전염될 수 있지만 많은 양의 타액을 섭취해야만 전염되므로 실제 가능성은 희박하다. C형은 주로 수혈, 성행위, 주사 등으로 감염된다. 비위생적으로 침을 맞거나 귀뚫기, 문신 등으로 감염될 수도 있다.

우리나라에서 간암은 대부분 B형 간염바이러스와 C형 간염바이러스 감염과 관련되어 있으며, 일부 알코올성 간경변증으로부터 발생된다. 특히 간염바이러스에 감염된 환자들의 대부분이 간경변증을 동반하고 있고, 연령이 40세 이상이고 남자가 여자에 비해 4~6배 이상 더 높다. 음주와 흡연은 각각 간암의 위험도를 2~4배 정도 높이는 것으로 알려져 있다.

한편, 알코올성 간 질환의 빈도가 점차 증가하고 있는데 이는 술 소비량과 술을 마시는 양상과 관련이 깊다. 알코올성 간 질환은 급성 및 만성 알코올 섭취로 인하여 생기는 일련의 간 손상을 지칭하며 대개 알코올성 지방간, 알코올성 간염, 알코올성 간경변증으로 분류된다. 알코올성 지방간은 대부분 음주를 중단하면 빠른 기간 내에 정상 상태로 돌아 갈 수 있는 가역적인 변화이다. 반면에 일정량의 음주가 수년 이상 지속되어 알코올성 간경변증으로 진행되면 음주를 중단해도 서서히 진행되어 전신쇠약감과 피로감이 점차 증가하고 식욕부진, 체중감소, 황달, 부종, 복수에 의한 복부팽만감, 간성혼수 등의 합병증이 생길 수 있고 그 중 일부에서는 간암이 생길 수도 있다. 알코올이 간 손상을 일으키는데 있어서 가장 중요한 것은 마신 알코올의 절대량과 마신 기간이다. 알코올성 지방간의 경우에는 금주 이외에 특별한 치료가 필요 없으며 음주를 중단하면 간기능도 빠른 시일 내에 회복되고 생명에는 지장이 없다.

간을 건강하게 지키기 위한 생활수칙

간은 우리 몸에서 가장 큰 장기로서 복부 오른쪽 윗부분에 위치해 있다. 간은 체내에서 탄수화물, 단백질, 지방의 대사 및 소화 작용, 비타민 및 호르몬 대사 과정에 매우 중요한 역할을 담당한다. 또한 체내로 흡수된 화학물질의 해독, 혈액 속에 침입한 세균의 파괴, 혈액응고인자 합성, 혈액량 조절 등의 다양한 기능을 통하여 기본적인 신체 기능을 유지시킨다.

때문에 간에 탈이 나면 온 몸이 무너진다 해도 과언이 아니다. 이렇게 중요한 역할을 하는 장기인 간의 건강을 위해 대한간학회에서 일반 생활수칙 10계명을 정해 발표했다.

① 불필요한 약은 오히려 간에 해로울 수 있으니 삼가야 한다. 특히, 간질환이 있는 경우 더욱 심각한 부작용이 우려되기 때문에 각별한 주의가 요구된다. ② 지나친 음주는 심각한 간질환의 원인이 된다. 과음 후 해장술이나 불필요한 약제를 추가 복용하는 경우 간 손상을 더욱 심화시킬 수 있으므로 주의한다. ③ 위생적인 음식물을 섭취한다. 음식이나 식수가 간염 바이러스에 오염될 수 있다. 집 밖에서 마시는 물, 먹는 음식

이 위생적인지 확인하는 것이 권고된다. ④ 영양분이 어느 한가지로 치우치지 않도록 균형 잡힌 음식을 섭취한다. ⑤ 튀기거나 기름진 음식을 줄이고 싱겁게 먹는 습관을 생활화한다. ⑥ 섬유소가 많은 음식들, 야채, 과일, 곡물을 많이 섭취한다. ⑦ 너무 달고 지방 성분이 많은 후식이나 간식은 피하고, 비만해지지 않도록 체중조절을 한다. ⑧ 무리한 체중감량으로 몸에 필요한 비타민이나 미네랄 성분, 영양분들이 부족해지지 않도록 주의한다. ⑨ 일주일에 1 kg 이상의 급격한 체중감소는 피한다. 급격한 체중감소는 오히려 심한 지방간염 혹은 간부전증을 초래할 수 있다. ⑩ 적당한 운동은 건강한 간을 유지하는데 도움이 된다.

식중독, 예방이 최선이다

식품의 섭취로 인하여 인체에 유해한 미생물 또는 유독물질에 의하여 발생하였거나 발생한 것으로 판단되는 감염성 또는 독소형 질환을 식중독이라 한다. 많은 경우 두통, 복통, 설사, 구토 등의 급성위장염 증상으로 가볍게 지나치지만, 때로는 호흡마비, 극도의 탈수증상을 일으키는 경우도 있다.

원인에 따라서 세균 자체에 의한 감염이나 세균에서 생산된 독소에 의해서 증상을 일으키는 세균성 식중독, 자연계에 존재하는 동물성 혹은 식물성 독소에 의한 자연독 식중독, 인공적인 화학물에 의해서 증상을 일으키는 화학성 식중독이 있다.

세균성 식중독 예방을 위해서는 다음 몇 가지를 주의하여야 한다.

첫째, 세균에 의한 오염을 막는 것이 중요하다. 생고기나 생선에 묻어 있던 세균이 손이나 조리 기구를 매개로 하여 식품에 붙어서 증식할 경우 식중독을 일으킬 수 있다. 손이나 조리 기구는 항시 청결을 유지하고 소독을 하여야 한다. 식품을 보존할 때는 용기에 넣거나 랩으로 싸는 등 주의를 기울여야 한다.

둘째, 세균을 증식시키지 않아야 하는데, 식품에 붙은 세균은 시간이 지남에 따라 증식한다. 그러므로 세균이 증식하기 전에 빨리 먹고 식품을 보존할 때는 냉장고에 넣거나 65℃ 이상에서 보존하여야 한다.

셋째, 세균을 소멸시켜야 하는데, 식품에 붙어 있거나 증식한 세균을 가열하여 죽이는 경우 식품의 속까지 충분히 가열하여야 한다. 그러나 가열할 수 있는 식품은 한정되어 있고 가열로 파괴되지 않는 독소도 있으므로 가열했으니 안전한 음식이라고 믿어서는 안 된다.

가정에서 식중독을 예방하기 위한 방법으로 세계보건기구에서 정한 안전한 식품 조리를 위한 10대 원칙은 다음과 같다.

① 안전을 위하여 가공식품을 선택한다. ② 적절한 방법으로 가열 조리하는 것이 중요하다. 고기는 70℃ 이상에서 익혀야 하고 뼈에 붙은 고기도 잘 익도록 해야 하며, 냉동한 고기는 해동한 직후에 조리하여야 한다. ③ 조리한 식품을 실온에 방치하면 미생물이 증식할 수 있으므로 조리한 음식은 가능한 신속히 섭취한다. ④ 조리식품을 4~5시간 이상 보관할 경우에는 반드시 60℃ 이상이나 10℃ 이하에서 저장하여야 한다. ⑤ 냉장보관 중에도 위해미생물의 증식이 가능하므로 저장하였던 조리식품은 70℃ 이상의 온도에서 3분 이상 재가열하여 섭취하여야 한다. ⑥ 가열 조리한 식품과 조리하지 않은 식품이 서로 접촉되어 오염될 수 있으므로 서로 섞이지 않도록 한다. ⑦ 손을 통한 미생물의 오염이

빈번하므로 조리 전과 다른 용무를 본 후에는 반드시 손을 씻어야 한다. ⑧ 부엌의 조리대를 항상 청결하게 유지하여 미생물이 음식에 오염되지 않도록 하여야 하며, 행주, 도마 등 조리기구는 매일 살균, 소독, 건조하여야 한다. ⑨ 곤충, 쥐, 기타 동물 등을 통해 미생물이 식품에 오염될 수도 있으므로 음식물에 대한 동물의 접근을 막을 수 있도록 주의하여 보관하여야 한다. ⑩ 깨끗한 물로 세척하거나 조리를 하여야 하며 의심이 생길 경우 물을 끓여 사용하여야 하고, 유아식을 만들 때에는 특히 주의하는 것이 좋다.

'손씻기, 익혀먹기, 끓여먹기'가 식중독 예방을 위한 3대 요령이다.

내 아이가 혹시 척추측만증은 아닐까?

척추가 옆으로 휘어지고 뒤틀려 뒤에서 보았을 때 일직선이어야 하는 척추가 점차 S자 형태를 보이는 것을 척추측만증이라 한다.

원인은 선천적인 경우도 있지만 대부분 성장기 청소년의 잘못된 자세나 습관 등으로 나타난다. 초기에는 통증이 없고 외관상 특이사항이 보이지 않아 발견하기가 쉽지 않지만 아래 사항이 관찰되면 의심할 수 있다. ① 어깨가 한쪽으로 기울어져 있다 ② 어깨 견갑골의 한쪽이 더 튀어나와 있다 ③ 몸이 한쪽으로 기울어져 있다 ④ 골반이 평행하지 않고 어느 한쪽으로 기울어져 있다 ⑤ 허리의 중심선이 일직선이 아니고 휘어져 있다.

가정에서 부모가 간단하게 눈으로 확인하는 방법은 다음과 같다. 첫째, 아이의 등을 본 채로 선다. 둘째, 아이가 천천히 상체를 숙이게 한다. 이때 무릎은 편 채로 팔은 발끝으로 향하게 한다. 셋째, 아이의 숙인 양 어깨의 수평을 뒤에서 비교해 본다.

위와 같은 방법으로 확인 했을 때 양 어깨나 등이 수평이 맞지 않거나 한쪽 어깻죽지가 올라가고 반대쪽 허리가 튀어 나오면 척추측만증을 의심해 보아야 한다. 척추측만증이 의심되면 허리의 이상 유무를 관찰하고 방사선 촬영으로 확인한다.

방사선 사진에서 척추의 휘어진 각도를 측정하게 되는데 측만증의 정도에 따라 정기적인 진찰 및 방사선 촬영, 보조기 치료나 수술적인 치료를 할 수 있다.

척추측만증은 청소년기의 나쁜 자세에 기인한 경우가 많으므로 척추 건강과 올바른 성장을 위해서 바른 자세를 유지하는 것이 무엇보다 중요하다. 무리한 다이어트나 높은 굽의 신발이나 구두는 피하는 것이 좋다.

대상포진, 최고 예방법은 규칙적인 생활로 면역력 높여야

노인성 질환으로 여겨진 대상포진이 젊은 연령층에까지 확산되고 있다. 이는 각종 공해와 스트레스로 인한 면역력 저하와 관련이 있는 것으로 보인다. 10대의 경우는 입시 스트레스와 운동부족으로 인한 체력저하, 인스턴트식품 섭취로 인한 식생활 불균형 등이 원인이다.

대상포진의 증상은 전신권태감, 발열, 오한 등과 같은 초기 감기와 비슷한 증상이 나타나며, 특징적 증상인 피부 발진은 심한 통증이 먼저 나타난

후 3~10일이 지나 나타난다. 그렇기 때문에 대상포진은 심한 통증으로 신경통, 디스크, 오십견, 요로결석, 늑막염 등으로 오인되기도 한다.

통증은 신경을 따라 나타나며 30세 이하인 사람의 경우 비교적 통증이 약한 편이지만, 나이 많은 노인들은 밤잠을 이루지 못할 정도로 심한 통증을 호소한다. 통증은 신체 어디에서나 나타날 수 있지만 가슴, 배, 머리, 안면, 눈 주위 순으로 많이 나타나며 몸의 한쪽에서만 통증을 느낀다. 이후 통증 부위에 띠 모양의 물집이나 붉은 반점이 나타나는데 주로 해당 신경의 지배를 받는 피부에 그룹을 지어 발생한다. 2~3주 정도면 서서히 상태가 좋아지나 통증의 경우에는 계속 남아 있는 경우도 있다.

대상포진을 예방하기 위해서는 평소에 규칙적인 생활과 적당한 휴식이 필수적이며, 과음, 과식, 과로를 피하고 정기적인 운동과 적절한 식사로 안정적인 생활을 유지하는 것이 중요하다. 대상포진은 바이러스의 활동력이 강해지는 가을에서 봄까지에 많이 발생하기 때문에 이 시기에는 각별한 주의를 요한다.

위식도 역류질환의 예방

위의 내용물이 식도로 역류하는 것은 가끔씩 누구에게나 일어날 수 있다. 그러나 역류가 자주 발생하고 그 기간이 길어지면 역류증상과 식도염을 일으켜 가슴 쓰림과 산 역류 증상이 나타난다.

위식도 역류질환의 예방수칙은 다음과 같다.

① 신물이나 신트림이 올라오는 증상이 없더라도 평소에 과식을 하지

않는 습관을 기르는 것이 좋다. 폭식이나 과식은 위산의 식도 역류를 부추기는 역할을 한다. ② 기름지고 자극적인 음식을 피한다. 지방이 많은 고기류와 견과류, 카페인이 함유된 차 종류와 탄산음료, 초콜릿, 라면, 인스턴트 식품 등 자극적인 음식은 식도 괄약근의 힘을 약하게 만들기 때문에 피하도록 한다. ③ 기존 사용하던 베개보다 조금 높은 것을 사용하면 증상을 완화하는 데 도움이 된다. 오랜 기간 낮은 베개를 사용한 사람은 이로 인해 역류질환으로 발전할 수 있으므로 주의한다. ④ 식사 전후 한 시간은 물을 조금만 마신다. 물을 마시더라도 입가심을 할 정도로 마시는 것이 좋다. ⑤ 비만을 탈출한다. 비만해지면 배가 나와 복압이 높아지므로 위식도 역류 현상에 가속도가 붙게 된다. 정상 체중을 유지하도록 노력한다. ⑥ 충분한 수면을 취한다. 잠을 충분히 자지 못하면 신체 균형이 리듬을 잃어 비정상적인 식욕이 나타나 위식도 역류증상이 나타날 수 있다. ⑦ 식사 후 3시간이 지나기 전까지는 눕지 않고, 책상에 엎드리는 자세도 피해야 한다. 식사 후 졸음이 쏟아질 때는 의자에 45도 정도 비스듬히 기대어 쉬는 것이 좋다. ⑧ 술을 제한하고 반드시 금연한다. 음주는 취침 중에도 위산이 계속 분비되도록 하며, 위의 내용물이 역류하기 쉬운 환경을 조성한다. 흡연은 침 분비를 감소시켜 위식도 역류질환에 악영향을 끼친다.

안구건조증과 이를 이겨내는 7가지 수칙

눈에는 하루에 보통 2~3 cc 정도의 눈물이 지속적으로 분비되어 부드러운 눈물막을 형성한다. 눈물막은 각종 자극으로부터 안구 표면을 보호하고 영양을 공급한다.

눈물의 양이 부족해지면 눈물막이 제 역할을 하지 못하여 눈이 쉽게 마르고 피로한 안구건조증이 발생한다. 눈이 건조하고 뻑뻑하며 시린 느낌, 모래알과 같은 이물질이 들어간 느낌, 쓰라리고 콕콕 찌르는 통증, 눈부심, 충혈, 실 모양과 같은 눈곱이 생기는 등의 증상이 대표적이다.

흔히 안구건조증은 눈물이 부족한 증상만을 생각하지만 찬바람이나 연기와 같은 자극이 눈에 가해졌을 때 갑자기 눈물이 쏟아지는 것도 안구건조증의 주요 증상이다. 이런 증상은 중년의 안구건조증 환자들에게서 흔히 볼 수 있는데, 반사적인 눈물을 유도하는 각막의 신경이 예민해져 작은 자극에도 과도하게 눈물을 쏟아 발생하는 현상이다.

안구건조증은 중년여성, 특히 폐경기 전후의 여성에게 가장 많이 발생하는데 이는 눈물분비를 돕는 성 호르몬 안드로겐의 분비가 줄어들기 때문이다. 또한 노화로 인해 눈꺼풀이 처지고 헐거워지는 것도 문제다.

일시적으로 안구건조증이 발생하였거나 증상이 심하지 않은 경우라면 인공눈물을 하루에 1~2회 점안하는 것으로 안구건조증 관리가 가능하다. 그러나 하루에 인공눈물을 자주 넣을 만큼 안구건조증이 심각하다면 인공눈물을 통한 증상 완화보다는 전문적인 치료를 받는 것이 좋다. 안구건조증은 방치할 경우 각막질환, 시력장애 등의 심각한 결과로 이어질 수 있다.

안구건조증을 이겨내는 7가지 수칙은 다음과 같다.

첫째, 실내 온도는 18도, 실내 습도는 60% 정도를 지키도록 한다. 실내가 건조할 때는 가습기나 젖은 빨래, 실내 식물 등을 활용하여 습도를 높이면 도움이 된다.

둘째, 외출할 때는 바람이 직접 눈에 닿지 않도록 한다. 바람이 눈에 직접 닿게 되면 눈물의 증발이 많아지며 안구건조증이 심해진다. 외출할 때는 안경이나 모자를 착용하여 바람을 피하도록 한다.

셋째, 차 안에서는 히터 바람이 직접 눈에 닿지 않도록 조절한다. 차 내 습도가 떨어지고 장시간 집중하여 앞을 보게 되면 눈의 피로와 건조한 증상이 심해질 수 있다. 바람이 나오는 위치를 조절하여 눈에 직접 닿지 않도록 한다.

넷째, 50분마다 10분 정도 눈을 편안하게 쉬게 한다. 장시간 컴퓨터를 사용하거나 책을 볼 때는 자주 쉬는 것이 좋다. 무언가를 집중해서 바라볼 경우 평소보다 눈 깜빡거림이 줄어들어 눈물이 고루 퍼지지 않아 안구건조증이 생길 수 있다.

다섯째, 과도한 눈 화장이나 머리 염색은 피한다. 화장품이나 머리 염색약은 눈을 자극할 뿐만 아니라 눈 속에 들어가 염증을 일으킬 수 있다.

여섯째, 콘택트렌즈보다는 안경을 착용한다. 콘택트렌즈는 각막을 덮고 있어 눈물막의 정상적인 형성을 방해하고 눈을 건조하게 한다. 눈이 건조할 때 식염수를 넣으면 당장의 건조함은 완화되지만 눈을 보호하는 중요 성분을 씻어내 오히려 눈을 더 건조하게 할 수 있다.

일곱째, 따뜻한 타월로 눈 찜질을 하며 휴식을 취한다. 눈물샘을 자극하여 눈물 분비를 돕는 효과가 있을 뿐만 아니라 눈의 불필요한 지방 성분을 씻어주는 역할을 하여 눈물샘에 발생하는 염증 예방에도 효과적이다.

일상에서 쉽게 할 수 있는 우울증 극복 생활습관과 우울증 체크리스트

우울증은 연령, 인종, 성에 관계없이 누구나 걸릴 수 있는 질환이라 '마음의 감기'로 불린다. 직장인 우울증, 주부 우울증, 수험생 우울증, 며느리병, 시어머니병, 산후 우울증, 계절성 우울증, 퇴직증후군, 빈둥지증후군, 명절증후군, 고3병 등 다양한 우울증 이름만 봐도 알 수 있다. 세계보건기구에서는 2020년에 우울증이 전 세계 질환 중 사회경제적 부담이 두 번째로 큰 질병이 될 것으로 전망하고 있다. 우리나라에서는 여자는 20~30%, 남자는 15~20%가 우울증을 호소하는 것으로 알려져 있다. 자살자의 80~90%가 우울증을 앓은 것으로 보고되고 있다.

우울증의 덫에 빠지지 않기 위해 우리가 일상에서 쉽게 할 수 있는 생활습관은 어떤 것이 있을까?

① 내 주변을 깨끗하게 만든다. 우울한 기분을 북돋우는 것은 바로 정돈 되지 않은 주변 환경이다. ② 음악으로 분위기를 바꾼다. 가볍게 춤을 추고 싶게 만드는 음악을 골라 신나게 한 곡 따라 부르고 나면, 이전까지 고민했던 일들이 한결 가볍게 느껴질 것이다. ③ 자신을 웃게 만드는 데 노력을 기울인다. 웃음은 기분전환은 물론 신체 건강에도 큰 도움이 된다. ④ 느리고 깊게 심호흡을 한다. 심호흡을 하거나 복식호흡을 하며 명상을 하는 것은 우울한 기분을 떨치고 평정을 찾는데 가장 좋은 방법 중 하나이다. ⑤ 건강한 음식이 마음도 건강하게 만든다. 매끼니를 건강한 식단으로 섭취하도록 노력하고 단 음식은 가능한 섭취하지 않는다. 물을 충분히 마시고 비타민제를 복용한다. 카페인을 지나치게 많이 섭취하지 않는다. ⑥ 스트레칭으로 마음을 편다. 근육을 펴주는

스트레칭으로 혈액 순환을 자극하면 기분도 달라지기 마련이다. ⑦ 따뜻한 목욕과 휴식을 취한다.

우울증은 '눈에 보이지 않는, 소리 없는 질병'이다. 이러다 말겠지, 하고 참는 것이 증상을 키우는 원인이 된다. 초기부터 자신의 증세에 관심을 기울이고 적극적으로 개선 노력을 기울이면 비교적 쉽게 극복할 수 있다.

나도 혹시 우울증일까? 다음 문항에 '요즘 며칠 사이 이런 경험을 얼마나 자주 했는지'를 빈도에 따라 적절한 숫자로 답한다. 전혀 그렇지 않다는 0점, 가끔 그렇다는 1점, 자주 그렇다는 2점, 항상 그렇다는 3점으로 답한다.

① 나는 슬프고 기분이 울적하다. ② 나의 외모는 추하다고 생각한다. ③ 나는 실패자라고 생각된다. ④ 나는 다른 사람에 비해 열등하고 뭔가 잘못되어 있다고 느껴진다. ⑤ 나는 매사에 나 자신을 비판하고 자책한다. ⑥ 성에 대한 관심을 잃었다. ⑦ 나의 앞날엔 희망이 없다고 느껴진다. ⑧ 어떤 일에 나 자신을 억지로 내몰지 않으면 일하기가 힘들다. ⑨ 인생은 살 가치가 없으며 죽는 게 낫다는 생각을 한다. ⑩ 불면으로 고생하며 잠을 개운하게 자지 못한다. 또는 지나치게 피곤하여 너무 많이 잔다. ⑪ 건강에 대해 걱정을 많이 한다. ⑫ 어떤 일을 판단하고 결정하기가 어렵다. ⑬ 나는 쉽게 짜증이 난다. ⑭ 진로, 취미, 가족, 친구에 대한 관심을 잃었다. ⑮ 식욕이 없다. 또는 지나치게 많이 먹는다.

이렇게 하여 전체 합산이 0~10점이면 현재 우울하지 않은 상태이다. 11~20점은 정상이지만 가벼운 우울상태이다. 자신의 기분을 새롭게 전환할 수 있는 노력이 필요하다. 21~30점은 무시하기 힘든 우울 상태이다. 우울 상태를 극복하기 위한 적극적인 노력이 필요하며 이러한 상태가

2개월 이상 지속할 경우에는 전문가의 도움을 받아야 한다. 31~45점은 심한 우울 상태이다. 가능한 빨리 전문가의 도움을 받아야 한다.

백내장, 정기적인 안과검진으로 조기발견이 최선

백내장은 국내 수술 건수 1위의 질환이다. 백내장은 눈에 있는 수정체가 혼탁해지는 질환이다. 눈으로 들어온 빛은 수정체를 통과하면서 굴절되어 망막에 상을 맺는데, 이 수정체가 흐려지면 안개가 낀 것처럼 사물이 뿌옇게 보인다.

백내장 중 가장 흔한 것은 나이가 들면서 발생하는 노년 백내장이다. 60대에서 70% 이상이 백내장을 앓지만 최근에는 중·장년층의 환자비중도 커지고 있다. 노화 외에 백내장의 발생위험을 높이는 요인으로는 당뇨병 등 질병 관련 요인, 흡연과 음주 등 생활습관 관련 요인, 자외선에 대한 과도한 노출 등 환경요인, 유전요인이 알려져 있다.

일반적인 백내장은 수개월에서 수년에 걸쳐 서서히 진행되며, 발병 초기에는 특별한 이상증상을 느끼지 못하는 경우가 많다. 그러나 시간이 지나면서 수정체 혼탁이 진행됨에 따라 시력저하는 물론 눈부심, 밝은 곳에서 더 흐리게 보이는 주맹현상, 이중으로 보이는 복시 등의 증상이 나타난다. 이후 수정체 혼탁이 전반적으로 심해지게 되면 안개가 낀 듯 뿌옇게 보인다.

눈의 노화는 백내장을 비롯해 다양한 안질환의 발생 가능성을 높이는데, 이 때 조기에 발견해 치료하는 것이 매우 중요하다. 안질환을 조기에 발견하기 위해 가장 좋은 방법은 특별한 자각증상이 없어도 정기적인 검사를 받는 것이다.

눈 건강을 지키기 위해서는 평소 생활습관에 주의해야 한다. 가급적이면 컴퓨터나 휴대용 영상매체의 사용시간을 줄이고 틈틈이 눈 체조를 하거나 먼 곳을 편안하게 바라보는 시간을 갖는 것이 좋다. 또한 자외선으로부터 눈을 보호하기 위해 일상생활에서 가급적 직사광선을 피하고 선글라스를 착용하는 등의 노력도 필요하다.

눈 다래끼의 예방은 청결이 중요

고막껍질 밑에 다래끼가 난 부위의 속눈썹을 뽑아 감추어 두면 그것을 찬 사람에게로 눈 다래끼가 옮겨간다고 했다. 눈 다래끼를 없애는 민간요법이다.

눈 다래끼(맥립종)는 눈꺼풀의 분비샘에 생기는 급성화농성염증이다. 눈꺼풀에는 여러 분비샘이 있는데 땀샘과 피지선에 생기는 것을 겉다래끼, 마이봄선에 생기는 것을 속다래끼라 한다.

90~95%가 포도상구균군의 감염에 의해 생긴다. 스트레스나 과로, 수면부족도 인체면역력을 떨어뜨리기 때문에 눈다래끼가 나는 이유로 꼽히고 있으며, 비위생적인 습관인 오염된 손으로 눈을 비비기 때문에 발생하는 경우가 있다. 눈주위를 자주 비비거나 오염된 물질, 특히 먼지가 많은 곳에서 일을 하는 것도 다래끼가 나는 원인이 된다.

겉다래끼는 초기에는 발적과 가려운 느낌이 있다가 곧 붓고 동통이 생기며, 속다래끼는 겉다래끼보다 깊게 위치하여 초기에는 결절이 만져지지 않다가 점점 진행하며 붓고 동통이 생긴다.

치료 방법은 감염부위의 자극을 피하고 항균제를 점안하고 내복약을 먹는다. 소염되지 않는 경우에는 따뜻하게 온열 요법을 시행하여 고름이 형성되면 절개하여 배농시켜야 한다. 손으로 짜면 오히려 염증이 옆으로 퍼져서 오래가는 수가 있고 흉터를 남기는 수도 있으므로 주의를 요한다. 일반적으로 심하지 않은 경우에는 별다른 치료 없이도 완치될 수 있다.

눈다래끼는 보통의 경우 포도구균에 의한 감염에 의해 발생하므로 눈의 위생 상태를 청결히 한다면 예방할 수 있다. 다래끼는 세균으로 인한 감염이기 때문에 흐르는 물에 손을 깨끗이 자주 씻는 습관과 세균침투를 막기 위해 손으로 눈을 비비거나 만지지 않는 습관을 갖는다면 예방이 가능하다. 과로나 수면부족은 다래끼의 원인이 될 수 있으므로 숙면과 휴식을 충분히 취해야 한다.

다래끼가 발생했을 때는 눈에 따뜻한 타월로 찜질을 해주는 게 좋고, 렌즈를 착용한다면 당분간 안경을 쓰는 게 도움이 된다.

다래끼를 예방하기 위해서는 첫째도 청결, 둘째도 청결이다.

속쓰림, 위염을 예방하는 올바른 식생활 습관

위 내벽 점막에 염증이 생기는 위염 환자는 최근 5년간 증가 추세다. 위염은 위 점막의 염증성질환으로 원인은 다양하지만 음식을 급하게 먹거나 맵고 짠 음식을 주로 먹으면 생기게 된다. 또한 소염제, 진통제를 많이 복용할 경우 위산과다로 인해 생길 수 있고, 헬리코박터균에 의해 발생될 수도 있다. 스트레스나 과도한 음주, 불규칙적인 식사, 흡연, 과다한 커피 음용 역시 위벽을 상하게 한다.

위염은 내시경 소견에 따라 여러 가지로 분류되는데 증상은 급성 위염의 경우에는 명치 부위의 갑작스런 통증과 구역 및 구토 등이 발생한다. 만성 위염의 경우 아무런 증상이 없는 경우부터 소화불량증과 같은 상복부 동통, 식후 복부 팽만감, 구역, 속쓰림 등이 발생할 수 있다.

내시경으로 보았을 때 전혀 이상이 없는데 복통을 호소하는 경우 신경성 위염으로 진단하는데 이는 직장인이 흔하게 겪는 위장질환이다. 과도한 스트레스, 우울, 긴장 같은 정신적 자극이 원인이며 헛배가 부르거나 소화가 되지 않고, 공복 시 속이 쓰리며 가슴통증이 있다. 일시적으로 나타날 수 있지만 반복적으로 나타난다면 정기적인 치료와 생활개선이 필요하다.

위염은 재발이 쉬운 질병이므로 약물치료에 의존하는 것은 좋지 않다. 위염 예방은 위험요소를 피하는 것이다. 과도한 음주, 피로, 흡연 등이 위염 발생 위험요소이므로 금주, 금연이 중요하며 과식 또한 증상을 악화시킬 수 있으므로 규칙적이고 절제된 식사 습관이 필요하다. 또한 스트레스를 피할 수 있도록 규칙적인 생활 습관을 유지하는 것 등이 예방책이라고 할 수 있다.

위염 예방에는 다음과 같은 올바른 식생활 습관이 가장 중요하다.

① 규칙적인 식사를 한다. ② 편안한 마음을 가지고 음식을 골고루 천천히 먹는다. ③ 위염이 심하면 소화가 잘 되는 부드러운 음식을 위주로 먹는다. ④ 술, 탄산음료, 커피를 삼간다. ⑤ 자극이 강한 조미료를 적게 먹는다. ⑥ 딱딱한 음식, 말린 음식은 가급적 피한다. ⑦ 기름기가

많은 음식을 자제한다. ⑧ 너무 뜨겁거나 찬 음식은 위를 자극하므로 자제한다. ⑨ 잠자리 들기 2시간 전에는 음식을 먹지 않는다. ⑩ 흡연은 위염을 악화시키므로 금연한다.

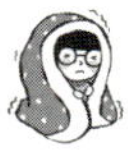

자극성 장증후군 예방은 스트레스 관리와 식습관 개선

특별한 기질적인 원인이 확인되지 않는 상태에서 만성적으로 지속되는 복통 및 배변장애를 자극성 장증후군이라 한다. 대장 내시경, 엑스선 검사 등 여러 가지 검사로 확인되는 기질적 질환은 없지만 식후 또는 스트레스 상황에서 복통, 복부 팽만감, 설사 혹은 변비 등의 배변장애 증상이 유발되는 만성적인 질환이다. 과민성 장염, 과민성 장염증후군, 과민성 장증후군, 자극성 대장증후군이라고도 한다.

아직까지 과민성 대장증후군의 원인은 명확히 밝혀져 있지 않는데 유전적·가족적 소인, 불안 및 스트레스와 같은 정신적 요인, 과음, 자극적인 음식 섭취, 불규칙한 식사나 편식 등이 원인으로 생각되고 있다.

최근 우리나라에서 환자수가 증가하는 이유는 정신, 사회학적으로는 스트레스의 증가와 점차 서구화되는 식습관 등이 연관되어 있을 것으로 생각된다. 스트레스와 잘못된 식습관이 주원인인 자극성 장증후군 환자는 40~50대 연령층에서 가장 많고 성인의 약 10% 정도이다.

대표적인 증상으로는 복통 또는 복부 불편감이다. 복통은 대부분 하복부에 나타나나 명치 부위에 나타나기도 한다. 경련이 일어나는 것 같은 통증을 호소하나 간헐적인 예리한 통증, 무직한 통증, 가스로 팽만한 느낌의 통증 등 다양한 양상으로 나타나기도 한다. 이러한 통증은 스트레스에 의해 악화될 수 있으며 식사 후에 악화되거나 배변 후 호전되기도 한다. 그러나 이러한 통증으로는 영양 섭취에 장애를 일으키거나 수면을 방해하지 않는다. 배변장애는 변비, 설사 또는 변비와 설사가 반복되어 나타난다.

자극성 장증후군의 최상의 예방법은 적절한 운동과 여가 활동으로 스트레스를 해소하고, 고지방식, 과음, 흡연 등을 피하며, 올바른 식습관을 길러 건강한 장을 유지하는 것이다. 미지근한 물을 자주 마시는 것이 좋고, 밀가루나 인스턴트 음식, 기름진 음식은 피하는 게 좋다.

자극성 장증후군 진단기준은 과거 3개월 동안 적어도 한 달에 3일 이상에 걸쳐 복통이나 복부 불쾌감이 반복해서 일어나고 아래의 항목 중 2개 이상의 항목이 있을 경우 해당된다. ① 배변과 함께 증상이 완화된다. ② 증상과 함께 배변 횟수의 변화가 있다. ③ 증상과 함께 대변 형태의 변화가 있다.

위궤양의 가장 중요한 원인은 헬리코박터 파이로리균 감염

위궤양은 위점막이 헐어 점막뿐만 아니라 근육층까지 침범한 것을 말한다. 위궤양 환자는 고령일수록 증가한다.

일반적으로 가장 중요한 원인은 헬리코박터 파이로리균의 감염으로 균에 감염된 경우 감염 환자 중 매년 1%에서 궤양이 발생하며 감염되지 않은 사람에 비하여 6~10배 정도 발병률이 높다. 다른 원인으로는 진통제 복용, 지나친 음주와 흡연, 스트레스 등이 대표적인 원인이다.

위궤양의 주된 증상은 공복 시에 느끼는 통증으로 상복부나 흉골 아래쪽이 타는 듯한 느낌으로 음식을 섭취하면 잠시 동안 통증이 없이 편하다가 30분 내지 1시간 정도 통증이 지속되고, 음식물이 위로부터 십이지장 내로 배출되면 통증이 소실된다. 경우에 따라서는 통증을 전혀 느끼지 못하는 경우가 있다. 그러나 통증이 없더라도 궤양은 점점 진행이 되어 출혈이나 천공 같은 합병증이 생길 가능성이 있다.

이외에도 속쓰림, 가슴앓이 등이 나타나며, 신트림이 잘 올라온다든지 헛배가 부르다는 것을 호소한다. 일부에서는 식욕 감퇴, 소화불량, 오심, 구토, 체중 감소 등이 나타난다. 또 궤양이 깊은 부위에까지 도달한 경우에는 출혈로 인한 토혈이나 흑색변도 나타날 수 있다.

위궤양이 의심되면 위장조영술이나 위 내시경 검사를 시행하여 위안에 궤양이 있음을 확인하면 된다. 위궤양의 원인 인자인 헬리코박터균의 존재 유무를 확인하기 위해 조직검사를 시행할 수도 있다.

위궤양의 치료는 크게 세 가지로 ① 궤양에 대한 약물치료로 위산분비 억제제 등을 4~8주간 복용한다. ② 헬리코박터균에 대한 치료로 두 가지 이상의 항생제와 위산 억제제를 1~2주간 복용한다. ③ 십이지장 궤양의 합병증에 대한 치료로 출혈, 장 천공 등의 합병증에 대해서는 내시경적 치료뿐만 아니라 수술적 치료까지 시행한다.

위궤양은 저절로 치유되는 경우도 있지만 헬리코박터균에 대한 치료를 하지 않는 경우에는 50~60%에서 재발하는 것으로 알려져 있다.

위궤양의 예방을 위해서는 일단 정신적 스트레스를 피하는 것이 좋으며, 평상시 적절한 식사량을 유지하고 규칙적인 식사시간을 지키는 것이 매우 중요하다. 또한 커피와 같은 카페인 함유 음료, 강한 향신료가 첨가

된 음식, 아주 차거나 뜨거운 음식은 피하는 것이 좋다. 금연을 하여야 하며, 관절염 및 만성 통증으로 진통제를 먹어야 할 경우에는 반드시 점막 보호제를 함께 복용해야 한다. 흔히 속이 쓰리면 우유를 많이 마시게 되는데 이것은 잠시 증상만 없애 줄 뿐 나중에는 칼슘에 의하여 위산의 분비를 더욱 증가시키게 되므로 주의해야 한다. 위점막을 직접적으로 손상시키는 알코올 섭취나 불필요한 약물 복용도 피하고 위산 분비를 자극하는 짜거나 매운 음식도 피하는 게 좋다.

변비를 없애기 위한 생활습관

변비란 원활한 배변 운동을 하지 못하는 질환으로 배변이 1주일에 2회 미만이거나, 배변 시 굳은 변을 보며 통증이나 출혈이 동반되는 경우를 말한다. 전체 인구의 약 8% 이상이 변비로 고생하고 있으며 여자가 남자보다 3~4배 많고 나이가 들수록 변비로 고생하는 이들이 많다.

변비를 없애기 위한 생활습관은 다음과 같다.

① 야채와 과일을 많이 먹는다. 야채와 과일에 많이 들어 있는 섬유소는 수분을 많이 흡수하여 변비 예방에 효과적이며 대변이 대장을 통과하는 시간을 단축시켜 암 예방에도 좋다. ② 물을 많이 마신다. 하루 1.5~2 L 정도의 물을 마셔주는 것이 좋고 아침에 일어나자마자 찬물을 한 컵 마시는 것도 좋다. ③ 변의를 참지 않는다. 변의가 오면 참지 말고 화장실을 가는 습관을 가져야 한다. ④ 끼니를 거르지 않는다. 식사량이 많을수록 대변 양도 많아지고 변을 보는 것도 쉬워진다. 아침식사는 거르지

않는 것이 좋다. ⑤ 많이 걷는다. 산책, 조깅, 수영 등의 유산소운동은 신진대사를 원활하게 하고 배변에 도움을 준다. ⑥ 식사가 소화된 다음에 잔다. 식사를 한 후 1~2시간 안에 눕거나 잠을 자면 변비로 이어질 가능성이 많다. ⑦ 마음을 편하게 먹는다. 신경 쓰는 일이 있거나 스트레스가 쌓이면 변비가 생길 수 있다. ⑧ 뒤를 깨끗하게 한다. 비데나 좌욕 등으로 뒤를 깨끗이 하면 뒤쪽의 긴장감이 풀리며 배변도 수월해 진다. ⑨ 스트레칭을 자주 한다. 대장 및 소화기관을 자극할 수 있는 몸통 비틀기, 허리 돌리기 등을 자주 한다. ⑩ 변비약은 의사와 상담 후에 복용한다. 임의적으로 약을 복용하지 말고 의사와 상담 후에 처방받도록 한다.

국민병, 치질의 예방

치질은 우리나라에서 거의 매년 입원하는 질병 1위나 2위를 차지하는 질병이다. 2명 가운데 1명 꼴로 발병하며 30대 이상 성인 10명 가운데 8명이 걸리는 흔한 질환이다.

항문에 발생하는 질환 가운데 치핵이 가장 흔한 질환이어서 치질과 치핵이 혼동되어 쓰이기도 하지만 치핵이 정확한 용어이다. 치핵 이외에도 항문의 점막이 찢어진 치열, 항문의 염증으로 인해 누공이 발생한 치루 등이 있다.

치핵은 생기는 위치에 따라 외치핵과 내치핵으로 분류한다. 갑자기 항문에 콩알만한 덩어리가 생기고 통증이 수반되는 혈전성 외치핵은 갑자기 무리하거나 변비가 생겼을 경우 항문 주위에 있는 혈관이 터져 혈전이 생기는 것이다.

내치핵은 증상에 따라 가끔 배변 후 피만 보이는 1도 내치핵, 배변 후 치핵 덩어리가 나왔다가 저절로 들어가는 2도 내치핵, 배변 후 나왔던 치핵 덩어리가 들어가지 않아 손으로 밀어 넣어야 하는 3도 내치핵, 손으로 넣어도 들어가지 않고 항상 나와 있는 4도 내치핵으로 분류된다.

치핵은 항문이나 직장의 정맥 혈관의 압력이 증가하여 구조적 이상을 일으켜 발생한다. 배변시 과도한 힘 주기, 변비, 설사 및 장시간 변기에 앉아 있을 때에 혈관의 압력이 증가하게 된다. 비만이나 임신도 원인이 되며, 장시간 서 있는 행동, 장시간 앉아 있는 행동, 지나친 음주 등 항문 주위의 혈관이 늘어나는 다양한 요인에 의해 치핵이 발생하고 악화될 수 있다. 항문의 해부학적 이상이나 가족력도 원인이 된다.

치핵의 가장 흔한 증상은 출혈과 항문이 빠져 나오는 탈항이며, 항문 주변의 가려움증, 항문의 불편감과 통증 등이 동반된다.

치질을 예방하기 위해서는 ① 좌욕을 생활화한다. 좌욕은 항문 괄약근을 이완시켜 근육 경련으로 인한 통증을 줄이고 항문 부위를 청결히 세척시키는 역할을 한다. 또 혈액순환을 촉진시켜 항문 부위에 생긴 혈전의 용해나 상처의 치유를 돕는다. 좌욕을 할 때는 미지근한 온도의 물을 좌욕기나 대야 등에 준비하여 항문 부위를 담그고 앉아 있으면 된다. 한번에 3~5분간씩 하루 2~3회 정도 배변 직후나 외출 후에 하는 것이 좋다. ② 변비나 설사는 빨리 치료한다. 딱딱하고 굳은 변은 복압상승을 유발하고 항문점막을 손상시키며 설사 시에 나오는 위장관액은 항문에 자극을 준다. ③ 추위 노출을 피한다. 날씨가 추워지면 피부와 근육이 수축되면서 혈관이 더욱 압박을 받게 되어 치핵은 더 심해진다. 겨울철에 치핵 환자가 많아지는 것은 이 때문이다. ④ 화장실에서 오래 앉아 있지 않는다. 정해진 시간에 화장실에 가는 습관을 갖는 것이 좋다. 신문이나 책을 가지고 들어가는 습관을 버려야 하며 또한 배변을 너무 참아서도 안 된다. 올바른 배변습관인 1일 1번 5분 이내를 습관화하는 것이 좋다.

⑤ 과음과 흡연, 스트레스를 피한다. 술은 말초혈관을 확장하고 혈류량을 증가시켜 치핵 부위에 출혈과 통증을 유발한다. 또 음주로 인해 몸이 피곤하면 치핵의 혈관 안에 혈구세포가 달라붙어 혈전을 일으키기 때문에 항문에 응어리가 만져지고 심하면 퉁퉁 붓게 돼 통증을 심하게 한다.

⑥ 섬유소를 충분히 섭취한다. 장이 건강해야 배변이 수월하고 항문 건강에도 도움을 주기 때문에 식물성 섬유소 섭취를 늘리는 식습관이 중요하다. 식이섬유가 풍부하고 체내에 독소를 배출해 주는 음식으로는 김, 다시마 등의 해조류와 콩 등의 곡물류, 고구마나 감자, 사과, 알로에, 당근 등 채소나 과일이 대표적이다.

대사증후군 예방은 생활습관 조절부터

생활습관병은 서로 밀접하게 연관되어 있다. 당뇨병 환자 가운데 50~60%에서 고혈압이, 70~80%에서는 이상지혈증이, 60%의 환자에서 복부비만이 발견되고 있다. 고혈압 환자의 20~30%는 당뇨병을 지니고 있다.

당뇨병, 지질대사장애, 고혈압, 복부비만 등 여러 가지 대사성 질환이 한 사람에게 동시에 나타나는 질환을 '대사증후군(metabolic syndrome)'이라 한다. 이는 1999년 세계보건기구에서 심혈관계 위험인자들의 군집 현상을 대사증후군이라 명명한 데서 유래한다.

대사증후군이 임상적으로 중요한 이유는 이 증후군에 이환된 경우 심혈관계 질환과 성인 당뇨병의 발생이 정상에 비해 높기 때문이다. 대사증후군에 해당되는 경우는 정상적인 경우보다 동맥경화가 훨씬 쉽게 진행되어 결국 중풍이나 심장병 등의 발생이 매우 높게 된다. 보건복지부와 질병관리본부가 매년 시행하는 국민건강영양조사 자료에 따르면 2010년 우리나라 30세 이상 남녀 가운데 약 29%가 대사증후군을 앓고 있다고 한다.

대사증후군은 ① 허리둘레가 남자 90 ㎝ 이상, 여자 85 ㎝ 이상 ② 공복혈당이 100 ㎎/dL 이상 또는 과거에 당뇨병을 앓았거나 현재 당뇨병 약을 복용하고 있는 경우 ③ 중성지방이 150 ㎎/dL 이상 ④ HDL 콜레스테롤이 남자 40 ㎎/dL 이하, 여자 50 ㎎/dL 이하 또는 고지혈증 약을 복용하는 경우 ⑤ 혈압이 130/85 mmHg 이상 또는 현재 고혈압 약을 복용하는 경우 등 다섯 가지 기준 가운데 세 가지 이상이 해당될 때를 말하는 것으로 대개 비만과 동반되어 나타난다.

대사증후군 치료에서 가장 중요한 것은 복부비만에 대한 체중조절이다. 실제 여러 연구에서 체중을 5~10% 감소시켰을 때 대사증후군의 주요 원인인 내장지방은 약 30%가 감소되는 것으로 나타났다. 체중조절을 위해서는 식이조절, 운동량 증가 등과 같은 적극적인 생활습관 조절이 필요하다. 규칙적이고 지속적으로 운동을 하면 유전적으로 타고난 인슐린 저항성을 개선할 수 있다. 육체적 활동의 증가는 체중감량을 도와줄 뿐만 아니라, 동맥경화성 심혈관 질환의 위험을 감소시킨다. 매일 60분 이상 지속적 또는 간헐적 유산소 운동이 체중 감량에 효과적이다.

포화지방, 트랜스지방, 콜레스테롤을 제한하고 저지방 유제품을 섭취하며 나트륨, 설탕의 섭취를 줄여야 한다. 과일, 채소, 곡류, 생선의 섭취를 늘여야 한다. 탄수화물의 과량 섭취는 대사증후군의 이상지질혈증을 악화시킬 수 있다. 음주량을 최소로 조절하며 담배는 끊어야 한다.

대사증후군 환자인 경우 명백한 고혈압이 아니더라도 상승된 혈압을 가능한 낮추는 것이 목표이며 이는 생활습관 개선을 통해 효과적으로 조절된다.

고지혈증의 예방은 건강한 식생활과 규칙적인 운동

우리가 먹는 지방은 장에서 흡수되어 간에 저장된다. 간은 지방을 콜레스테롤로 바꾸고 콜레스테롤을 혈류로 방출한다. 콜레스테롤은 세포막을 만드는 성분으로 세포의 기능 유지를 위해서는 일정량이 필요하다.

혈액 내 지질량이 필요 이상으로 높아진 경우를 고지혈증이라고 하는데 일반적으로 총 콜레스테롤이 240 mg/dL을 넘거나 중성지방이 200 mg/dL 이상인 경우를 말한다.

콜레스테롤에는 저밀도 지단백(LDL) 콜레스테롤과 고밀도 지단백(HDL) 콜레스테롤 등 두 가지 중요한 콜레스테롤의 형태가 있다. LDL-콜레스테롤은 혈중 총 콜레스테롤의 3/4을 차지하며 간으로부터 세포로 콜레스테롤을 운반한다. 신체 요구량보다 많을 경우 혈관벽에 들러붙어 동맥경화를 일으키게 되므로 LDL-콜레스테롤을 흔히 나쁜 콜레스테롤이라 한다. 반면에 HDL-콜레스테롤은 세포로부터 간으로 콜레스테롤을 운반하여 간에서 콜레스테롤을 대사하게 하는 청소부의 역할을 한다. 따라서 수치가 높은 것은 동맥에서 콜레스테롤을 제거하여 심장 질환과 뇌졸중에 대한 예방 효과를 나타내므로 HDL-콜레스테롤을 흔히 좋은 콜레스테롤이라 한다. 중성지방은 물에 녹지 않는 지방으로 우리 몸에 반드시 필요한 에너지원이나 중성지방 수치가 높으면 몸에 해로운 콜레스테롤인 저밀도 콜레스테롤을 많이 만들게 해 죽상동맥경화증, 동맥경화, 당뇨 등을 유발한다.

고지혈의 원인으로는 비만, 유전적인 요인, 콜레스테롤이 많이 포함된 음식을 섭취하는 습관, 과음, 흡연이나 스트레스, 갑상선기능저하증이나 신장질환 등이 원인이 된 경우 등으로 나누어 볼 수 있다. 따라서 유전적 혹은 다른 질병에 의한 경우를 제외하고는 잘못된 식습관과 생활습관에 의한 비만이 주요 원인이라고 할 수 있다.

소기름, 돼지기름 등의 모든 동물성 기름과 버터, 쇼트닝, 코코넛 기름과 팜유 등의 포화지방, 모든 트랜스지방, 고열량 음식은 콜레스테롤 수치를 증가시킨다.

우리나라에서 고지혈증은 30세 이상 성인 가운데 고콜레스테롤혈증이 11.5%, 고중성지방혈증이 16.5%이었는데, 이와 같이 고지혈증이 많은 것은 ① 식습관이 서구화 되면서 칼로리가 높은 음식의 섭취량이 늘어난 요인 ② 건강 검진을 통해 모르고 있던 고지혈증을 알게 되는 경우가 많고 이에 대한 관심이 증가된 것도 주요 요인이 될 것으로 보인다.

고지혈증은 대부분 무증상으로, 혈관 내 찌꺼기가 끼면서 동맥경화로 혈관의 일부분이 좁아져 있을 때도 증세가 전혀 없다. 고지혈증이 위험한 이유는 증상이 없기 때문으로 고지혈증에 의해 혈관이 막히는 과정이 진행될 때는 큰 증상이 없는 반면에 동맥경화, 뇌졸중 등 합병증으로 발전한 경우 그 증상이 나타나게 된다. 이는 상당히 위험한 상태에 이르렀다고 볼 수 있다.

고지혈증의 치료는 식사 조절과 규칙적인 운동을 통한 생활습관 개선 및 적절한 체중을 유지하고, 약물치료를 하는 것이 중심이다. 운동을 지속하게 되면 HDL-콜레스테롤은 90%가 증가하고 중성지방은 70%가 감소한다.

건강한 식생활과 함께 규칙적인 운동을 계속하면 고지혈증을 예방하는 데 도움이 된다. 비만이 되지 않도록 체중을 관리하고, 기름기가 많은 육류나 콜레스테롤이 많이 함유된 음식을 줄이고, 콜레스테롤을 낮추는 야채, 과일, 콩 등의 섭취량을 늘리는 것이 도움이 된다. 또 유산소 운동을 충분히 하면 좋은 콜레스테롤은 올라가고, 나쁜 콜레스테롤은 떨어지게 된다.

어깨 통증, 오십견과 회전근개 파열의 자가진단

흔히 '오십견'이라고 하는 동결견은 특별한 외상이 없이 어깨에 통증이 동반되고 그 통증으로 인하여 어깨의 움직임에 지장을 받는 증상을 말한다.

50대에 흔히 발생하기 때문에 오십견이라고 하나 20, 30대 젊은층이나 70, 80대 노년층에서도 생길 수 있다. 인구 100명당 5명꼴로 발생하는 것으로 알려져 있으며 여성에게 많이 생기고, 당뇨병이 있는 경우 5배 정도 흔하다.

오십견은 마치 어깨가 얼어버린 것처럼 조금만 움직여도 매우 아픈 증상을 보인다. 어깨가 굳어져 있기 때문에 아무리 팔을 올리려 해도 올라가지 않고 통증만 심해진다. 세수나 머리를 감을 때, 뒷주머니에서 지갑을 꺼낼 때, 셔츠를 입고 벗을 때 동작이 잘 안 되면서 극심한 통증을 느끼는 환자들이 많다. 처음에는 어깨를 안쪽으로 돌리기 힘들어하고, 이후 팔을 앞으로 들기 힘들거나 밖으로 돌리기도 힘들어 한다.

원인은 불분명하지만 주로 노화와 운동부족으로, 노화에 따른 어깨관절 주위 연부조직의 퇴행성 변화 때문에 발생한다. 그 밖에 어깨 관절의 부상이나 깁스를 풀고 난 후 또는 입원 등으로 장기간 어깨 관절을 사용하지 못한 후에도 발생되며, 어떤 경우에는 원인 없이 발생하기도 한다.

진단은 임상증상이나 간단한 운동 검사 등 의사의 진찰로 이루어지며 단순 방사선 사진에서는 대부분 정상소견을 보인다.

초기치료는 진통소염제나 국소주사, 물리치료 등으로 통증과 염증을 감소시키며, 운동요법으로 굳어진 어깨관절의 운동 범위를 회복시킨다. 수술은 장기간의 치료에도 호전이 없는 경우에 하게 된다.

오십견의 자가진단법은 ① 양팔을 허리 뒤로 돌려 뒷짐 지듯 팔을 허리에 올라가는 만큼 놓는다. 이때 양팔이 같은 위치에 손이 위치하는가? 대부분 팔 근육을 많이 쓰는 쪽에 노화가 진행되어 다른 팔보다 적게 올라간다. ② 등 뒤로 손을 맞잡으면 어느 쪽이 오십견 탓에 굳었는지를 확인할 수 있다. ③ 누르면 아픈 것, 즉 압통이 없다.

2010년도에 어깨 통증 때문에 병원을 찾은 사람 171만 명 가운데 회전근개 파열 환자가 79만여 명으로 가장 많았고, 이어 오십견 환자 순이었다. 특히 어깨 통증 때문에 수술을 받은 사람의 75%는 회전근개 파열 환자였다.

회전근개 파열은 오십견과는 달리 어깨 힘줄이 파열된 경우로 오십견은 운동과 약물로 치료가 가능하지만, 힘줄이 절반 이상 손상된 회전근개 파열은 반드시 수술을 해야 한다. 따라서 어깨 통증이 나타날 때는 오십견인지, 회전근개 파열인지 구별하는 게 중요하다.

오십견과 회전근개 파열을 구별하는 가장 쉬운 방법은 손을 들어보는 것이다. 손을 높이 들지 못할 때는 오십견을, 손을 완전히 들 수는 있지만 90도 정도 들었을 때 통증이 심하게 나타날 때는 회전근개 파열을 의심해 보아야 한다.

디스크 질환의 예방은 규칙적인 운동과 올바른 자세

척추뼈 사이사이에는 추간판, 일명 디스크라고 하는 신축성을 가진 연골 구조물이 위치하고 있는데 사람이 걷거나 뛰거나 달릴 때 충격흡수제 역할을 한다. 이 추간판은 인체에 강한 외력이 작용하거나 오래 지속된 나쁜 자세 등에 의해서 외측으로 빠져나오게 되는데, 이 때 척수에서 나오는 신경을 건드리게 되어 통증을 유발하게 된다. 이러한 상태를 흔히 디스크라고 하는데, 디스크 질환에는 목디스크와 허리디스크가 있다. 또한 척추의 추간판은 연령이 증가함에 따라 탄력을 잃고 갈라지게 된다.

디스크 질환은 한 자세로 앉거나 서서 일하는 직업이 늘어난 직업적인 요인과 비만 환자의 증가 및 수명 연장으로 인한 노령 인구의 증가로 오늘날 증가하고 있다.

보통 20세 이후에는 디스크의 퇴행성 변화가 오기 시작하면서 디스크 내의 수분 함량이 감소하여 탄력성이 떨어져 가벼운 외상이나 장시간의 좋지 않은 자세에 의하여 디스크가 발생하게 되며, 비만이나 흡연은 디스크의 퇴행성 변화를 조장하거나 악화시키는 요인 가운데 하나이다.

목디스크는 7개의 목뼈 사이에 충격을 흡수하는 역할을 하는 다스크가 추간판 후방으로 탈출되어 신경을 압박함으로써 나타나는 척추질환으로, 이를 '경추간판장애'라 한다.

흔히 목의 통증만을 생각하지만, 어깨와 팔, 손끝으로 내려가는 통증이 특징이며, 정확한 진단을 위해선 팔 · 손가락의 감각과 근력을 검사하는 신경학적 검사와 엑스레이, 자기공명영상(MRI)으로 척추모양을 관찰한 뒤 디스크 간격과 신경관 협착 등을 보게 된다. 수술도 쉽지 않고, 재발도 많다는 목 디스크는 전체 디스크의 10%를 차지할 정도로 많다.

목 디스크는 자세가 불안정할 때 생기는 수가 많지만, 높은 베개가 원인이 되기도 한다. 발에 맞지 않는 신발을 장시간 신어서 자세가 불안정할 때도 목에 통증이 올 수 있으며, 머리를 숙이고 손을 많이 쓰는 서류 작업이나 컴퓨터를 많이 하는 직장인들도 주의해야 한다. 머리와 목을 앞으로 내미는 자세는 특히 목 디스크의 원인이다.

목디스크를 예방하기 위해서는 올바른 자세를 갖도록 노력하는 것이 가장 중요하다. 잠을 잘 때에는 가능하면 낮고 말랑말랑한 베개를 사용하는 것이 좋고 책을 읽을 때에는 책상위에 책받침대를 사용하여 눈높이에 책이 위치하게 하는 것이 좋다. TV나 모니터 앞에 너무 오래 앉아 있거나 한 곳을 응시하는 것은 좋지 않으며 한 시간마다 10분 정도씩 휴식을 갖는 것이 도움이 된다. 목 디스크 예방에는 목을 좌우로 기울여 늘려주기, 좌우 어깨쪽을 바라보면서 목 돌리기, 턱을 앞쪽으로 밀어낸다는 느낌으로 하는 목 빼기, 목을 뒤로 젖히기 등의 스트레칭과 체조가 좋다.

허리디스크는 5개의 척추뼈 사이의 디스크가 퇴행성 변화나 외상 등에 의해서 갈라지거나 틈이 생겨 수핵이 빠져 나가면서, 주위의 신경을 압박하고, 그 주위에 염증 반응을 일으켜 신경을 자극하게 되는 '추간판탈출증'을 말한다. 대부분의 추간판탈출증은 요추의 제일 아래에 있는 두 개의 디스크에서 일어나며 탈출된 디스크는 척추 내에 위치한 신경을 압박하여 그 신경이 지배하는 부위인 엉덩이, 다리, 허벅지, 장딴지, 발 등에 통증을 유발하며, 감각 저하, 저림 증상과 근력 약화를 유발시킨다.

탈출된 디스크는 요통을 유발하기도 한다. 그러나 요통의 원인은 추간판탈출증 외에도 매우 다양한 것들이 있으며, 실제로 추간판탈출증은 요통 환자의 극히 일부에서만 발견된다.

80~90%의 환자들은 수술을 받지 않아도 저절로 증상이 좋아질 수 있고, 비수술적인 치료로도 상당수가 호전된다. 그러므로 매우 심한 통증이나 마비를 동반한 경우를 제외하고는 대개 첫 2~3주 동안은 비수술적 치료를 권장한다. 비수술적 치료에는 단기간의 휴식이나 약물치료, 물리치료, 운동요법, 경막외 스테로이드 주사요법, 신경근 차단술 등이 있다. 충분한 치료를 받고 나서도 심한 통증이 지속되면 불가피하게 추간판절제술 등을 받아야 호전이 가능하다.

디스크 질환의 예방법으로는 올바른 자세를 유지하는 것이 가장 중요하다. 장시간 허리를 구부리고 작업을 하는 것은 피하는 것이 좋으며, 방바닥에 앉는 것보다는 의자 생활을 하는 것이 좋다. 또 물건을 들어 올리거나 운반할 때 주의하여야 한다. 무거운 물건을 들 때 무릎을 굽히지 않고 허리만 굽혀서 들어 올리는 것은 나쁜 자세이다.

척추를 지탱하는 근육을 튼튼하고 유연하게 유지하기 위해서는 꾸준하고 규칙적인 운동이 필요하다. 수중 운동, 걷기, 고정식 자전거 타기, 스트레칭 및 근력강화 운동 등을 이용한 유산소 운동이 좋다. 비만은 허리 근육을 긴장시키고, 여러 가지 요추 질환의 원인이 되므로 적절한 체중을 유지하는 것이 중요하다. 또한 흡연은 척추뼈의 칼슘을 감소시키며 디스크의 변성을 초래하여 요통을 유발시키기 때문에 금연하여야 한다.

류마티스 관절염은 초기 적극적인 치료가 효과

류마티스 관절염은 관절 주위를 둘러싸고 있는 활막이라는 조직의 염증 때문에 일어나는 만성질환이다. 모든 관절을 침범하는 질환으로 수개월에서 수년에 걸쳐 진행된다. 우리나라에서는 인구의 약 1%에 가까운 류마티스 관절염 환자가 있고, 매년 많은 사람들에게 새로 발병하고 있다.

류마티스 관절염은 여성에게 많이 생기나, 연령이 증가할수록 남녀의 차이가 감소하며 전 연령층에서 발생할 수 있다. 정확한 원인은 알려져 있지 않지만 유전적인 요인과 감염, 여성호르몬, 임신, 흡연, 기후, 영양상태 등의 환경요인이 복합적으로 발병에 관여하는 것으로 알려져 있다. 유전적으로 류마티스 관절염의 소인이 있는 사람이 어떤 외부자극을 받으면 인체 내의 면역체계가 자신의 몸을 비정상적으로 공격하여 염증이 발생하는 자가면역질환으로 보고 있다.

초기 증세는 주로 손마디가 뻣뻣해지는 것인데 특히 아침에 자고 일어난 직후에 심하며 1시간 이상 관절을 움직여야만 뻣뻣한 증세가 풀리게 된다. 또한 관절 마디가 붓고 통증을 동반하며 전신의 피로감을 호소하게 된다. 무릎이나 팔꿈치, 발목, 어깨, 발까지 침범하는 경우도 흔하다.

류마티스 관절염은 증상이 경미한 경우에는 일상생활을 할 수 있지만 심한 경우에는 관절의 통증과 변형으로 다른 사람의 도움을 받아야만 생활할 수 있게 된다.

류마티스 관절염 치료는 통증을 없애주고, 염증을 가라앉히며, 관절의 변형을 최소화하고, 손상된 관절을 다시 사용할 수 있도록 하는 것이다. 관절 보호를 위한 보호대나 물리치료가 부분적으로 도움이 되나, 내과적인 약물치료가 대부분을 차지한다.

류마티스 관절염을 예방하는 방법은 알려져 있지 않다. 다만, 유전적 소인이 있는 경우 흡연으로 인해 류마티스 관절염의 발생률이 올라갈 수 있으므로 금연이 류마티스 관절염의 예방에 도움이 될 수 있다. 류마티스 관절염은 조기 진단이 치료결과를 좋게 하기 때문에 가능한 한 조기에 진단하여 적극적으로 치료하는 것이 중요하다. 류마티스 관절염은 고혈압이나 당뇨병처럼 관리하고 조절하는 질환으로 꾸준한 치료가 류마티스 관절염의 효과적인 치료법이다. 약을 잘 복용하여 염증을 조절하고, 적절한 휴식을 취하고, 관절이 굳어지는 것을 막기 위해 팔다리의 관절을 굽혔다 폈다 하는 운동을 반복하는 것이 중요하다. 병세가 호전되었을 때에는 수영, 걷기, 자전거 타기 등의 유산소 운동을 병행하여 근육을 튼튼히 하는 것도 중요하다.

4

암의 예방

혹, 종양, 암

'자궁에 혹이 있다', '난소에 물혹이 있다', '간에 물혹이 있다'라는 말들을 자주 접하게 된다. 혹은 '비정상적인 체내의 덩어리'를 가리키는 말로 의학적으로는 '종양성 병변'으로 볼 수 있다. 종양이란 우리 몸 속에서 새롭게 비정상적으로 자라난 덩어리라고 볼 수 있다.

양성 종양은 비교적 서서히 성장하며 신체 여러 부위에 확산, 전이하지 않으며 제거하여 치유시킬 수 있는 종양을 말한다. 특이한 경우를 제외하고 대개의 양성 종양은 생명에 위협을 초래하지는 않는다. 지방조직에서 유래하는 지방종, 섬유조직에서 유래하는 섬유종, 근육조직에서 유래하는 근육종 등이 이것이다.

악성 종양은 성장하여 빠르게 파고들거나 퍼져 나가 체내 각 부위에 확산하거나 원래 장소에서 떨어진 곳까지 이동하여 생명에 위협을 초래하는 종양이다. 암은 바로 악성 종양을 일컫는다. 악성 종양이 양성 종양과 가장 큰 차이점은 바로 체내 각 부위로 확산되고 전이되어 생명을 위태롭게 한다는 것이다.

2007년 통계자료에 따르면 남자에게 발생하는 암의 빈도별 순위는 위, 폐, 대장, 간, 전립샘, 갑상샘, 방광, 췌장, 쓸개, 신장이고 여자는 갑상샘, 유방, 위, 대장, 폐, 간, 자궁경부, 쓸개, 난소, 췌장의 순이다.

남자의 연도별 암 발생률의 추이를 보면 위암, 폐암, 간암의 경우 조금씩 감소하고 있고, 대장암, 전립샘암, 갑상샘암의 경우는 증가하는 추세를 보이고 있다. 여자에서는 위암, 자궁경부암, 간암의 경우 조금씩 감소하는 경향을 보이고 있으나 갑상샘암, 유방암, 대장암, 폐암은 증가하는 추세를 보이고 있다.

암 예방을 위한 권고 지침

암 사망은 전체 사망의 27.6%를 차지하여 국내 사망원인의 1순위이다. 현재 암 환자 수는 약 36만 명이며 새로이 암으로 진단 받는 사람도 연간 약 13만 명 수준으로 그 수치는 매년 지속적으로 증가하고 있다.

암은 조기에 발견하여 완치율을 높이는 것도 중요하다. 그러나 궁극적으로 암 발생 감소는 물론 암으로 인한 개인적 고통과 사회적 부담을 최소화하는 것은 암 예방을 통해서만 가능하다. 세계보건기구에서는 암 발생의 ⅓은 예방이 가능하고, ⅓은 조기 진단 및 조기 치료로 완치가 가능하며, 나머지 ⅓의 암 환자도 적절한 치료를 하면 완화가 가능하다고 하였다. 암 예방은 권고되는 지침에 따라 일상에서 건강생활을 실천하는 개인의 노력을 통하여 성취 가능하며, 그 결과로 암 발생 자체를 막을 수 있다.

국민 암 예방수칙은 다음 10가지이다.

① 담배를 피우지 말고, 남이 피우는 담배 연기도 피하기
② 채소와 과일을 충분하게 먹고, 다채로운 식단으로 균형 잡힌 식사하기
③ 음식을 짜지 않게 먹고, 탄 음식을 먹지 않기
④ 술은 하루 두 잔 이내로만 마시기
⑤ 주 5회 이상, 하루 30분 이상, 땀이 날 정도로 걷거나 운동하기
⑥ 자신의 체격에 맞는 건강 체중 유지하기
⑦ 예방접종 지침에 따라 B형 간염 예방접종 받기
⑧ 성 매개 감염병에 걸리지 않도록 안전한 성생활 하기
⑨ 발암성 물질에 노출되지 않도록 작업장에서 안전 보건 수칙 지키기
⑩ 암 조기 검진 지침에 따라 검진을 빠짐없이 받기

암 예방은 작은 실천으로부터

세계보건기구의 보고에 따르면 사람에게서 발생하는 암의 약 70%는 식생활, 생활환경 등과 밀접한 관계가 있다고 한다. 구강암은 씹는 담배를 즐기고 구강위생이 나쁜 습관, 위암은 음식을 짜게 먹고 신선한 야채나 과일을 적게 먹는 식습관을 가진 국민에게 많이 생긴다. 육식 등 동물성 지방을 많이 먹고 신선한 야채나 과일, 섬유질 등을 적게 먹는 나라는 유방암이나 대장 · 직장암이 많으며, 위생관념이 나쁘고 기생충이나 바이러스 감염으로 인한 간염이 많은 나라에는 간암이 많다. 태양광선, 특히

자외선에 많이 노출되면 피부암의 발생률이 높아지며, 흡연과 공기오염이 심한 지방에서는 폐암의 발생률이 높아진다.

다음은 대한암협회에서 제정한 '암 예방을 위한 14개 권장사항'으로 생활습관의 교정을 통한 암의 예방방법이다. ① 편식하지 말고 영양분을 골고루 균형 있게 섭취한다. ② 황록색 채소를 위주로 과일 및 곡물 등 섬유질을 많이 섭취한다. ③ 우유와 된장의 섭취를 권장한다. ④ 비타민 A, C, E를 적당량 섭취한다. ⑤ 이상체중을 유지하기 위하여 과식하지 말고 지방분을 적게 먹는다. ⑥ 너무 짜고 매운 음식과 너무 뜨거운 음식을 피한다. ⑦ 불에 직접 태우거나 훈제한 생선이나 고기는 피한다. ⑧ 곰팡이가 생기거나 부패한 음식은 피한다. ⑨ 술은 과음하거나 자주 마시지 않는다. ⑩ 담배는 금한다. ⑪ 태양광선, 특히 자외선에 과다하게 노출하지 않는다. ⑫ 땀이 날 정도의 적당한 운동을 하되, 과로는 피한다. ⑬ 스트레스를 피하고 기쁜 마음으로 생활한다. ⑭ 목욕이나 샤워를 자주 하여 몸을 청결하게 한다.

암, 알면 예방할 수 있다

한국인이 평균수명까지 살 경우, 3명 가운데 1명이 암에 걸리는 것으로 나타나 우리는 이제 어느 누구도 암으로부터 자유로울 수 없다. 그러나 암은 '앎의 병'으로 누구나 걸릴 수 있지만 알면 이를 예방하고 조기발견할 수 있으며 치료하면 완치할 수 있다.

일상생활 속에서 암을 발생할 수 있는 가장 흔하고 중요한 위험인자는 흡연과 나쁜 식사습관 또는 생활양식이다. 대부분의 주원인이 생활환경에 있다. 따라서 이를 적절히 조절하고 폭로를 피한다면 30~40%의 암 발생을 예방할 수 있다. 이와 같이 발암요인을 적절히 피하거나 조절하여 암의 발생을 미리 막는 것이 암의 일차예방이다. 반면에 이차예방은 암의 증상이 나타나기 이전에 또는 증상이 나타난 뒤라도 가능한 빠른 시일에 발견하여 조기에 신속하고 적절한 치료를 시행함으로써 피해를 최소로 줄이는 방법이다. 정기적인 건강진단이 이차적 예방방법이다.

따라서 암의 발생을 예방하고 방지 또는 억제하기 위해 현실적으로 가능한 예방대책은 환경오염을 방지하고, 생활환경에서 발암물질을 제거하면서, 나쁜 생활습관을 교정하는 일차적 예방과 정기적인 건강진단 등으로 암의 위험상태나 발암의 초기상태를 조기에 발견하여 신속한 조치로 발암의 진행과정을 억제하여 효과적인 관리를 수행하는 이차적 예방이다. 궁극적으로 암은 예방하는 것이 가장 효과적이다. 건강관련 생활습관 및 기호습관의 변화, 환경개선 등으로 암 발생 원인을 피하고 정기검진을 통한 암의 조기발견에 주력해 나갈 때 암은 관리될 수 있다.

암 예방을 위한 식생활 지침

암 발생 원인 가운데 식생활과 영양에 의한 요인이 20~30%를 차지하고 있다. 암예방을 위한 식생활 지침은 다음과 같다.

첫째, 채소와 과일을 충분히 먹는다. 채소와 과일 섭취는 위암, 유방암, 대장암 등 각종 암의 위험을 낮추는 것으로 보고되고 있다. 생채소를 매일 매끼니 먹고, 과일은 하루 두 번 정도 적당량 섭취하는 것이 좋다.

둘째, 다채로운 식단으로 균형 잡힌 식사를 한다. 다양한 종류의 잡곡 및 도정하지 않은 곡류를 섭취하고, 콩 및 콩 가공식품을 매일 섭취한다. 저지방 우유를 하루 1잔 정도 마시고, 너무 뜨겁거나 매운 음식의 섭취는 피한다.

셋째, 음식을 짜지 않게 먹는다. 음식을 짜게 먹는 사람들은 음식을 싱겁게 먹는 사람들에 비해 암에 걸릴 위험이 높다. 음식을 짜게 먹으면 위점막이 손상되어 쉽게 암이 발생할 수 있는 환경이 조성된다. 인공조미료의 사용을 제한하며 음식을 싱겁게 만들어 먹고, 김치류는 짜지 않게 만들어 먹는다. 음식을 먹을 때 추가적으로 소금이나 간장을 사용하지 않고, 젓갈류 및 염장식품의 섭취는 제한하는 것이 좋다.

넷째, 탄 음식을 먹지 않는다. 육류나 생선을 숯불에 직접 굽는 과정에서 여러 종류의 발암요소들이 뒤엉키게 되고, 특히 타거나 그을린 부분에서는 강력한 발암물질이 생기게 된다. 햄, 소시지, 베이컨 등과 같은 육가공품 역시 가공하는 과정에 첨가하는 방부제, 감미료, 색소 등이 신체 내에서 발암물질로 작용하게 된다. 육류 섭취 시 구워 먹기보다는 삶거나 끓여서 먹고, 탄 음식의 섭취는 삼가는 게 좋다.

1530 운동으로 암 예방

규칙적인 운동은 심장질환, 뇌졸중, 비만, 당뇨 등의 만성 질환을 예방하고 우울증 치료 및 스트레스 해소에 도움이 된다. 비만은 유방암, 자궁내막암, 대장암, 신장암 등의 유병률과 관련이 있다고 알려져 있다. 국민건강보험공단 자료를 통한 연구결과에서도 비만도가 높아질수록 대장암, 직장암, 간암, 담도암, 전립선암, 신장암, 갑상선암, 폐의 소세포암, 임파선암, 피부의 흑색종 등의 발생위험이 높아진다는 사실이 발견되었다. 특히 고도 비만인 사람의 경우 정상 체중인 사람에 비해 암에 걸릴 가능성이 높다는 사실이 알려져 있다.

주 5회 이상, 하루 30분 이상, 땀이 날 정도로 걷거나 운동하는 중간 강도 이상의 신체활동이 필요하다. 1530운동은 일주일에, 다섯 번, 30분 이상 운동을 하라는 것이다.

규칙적인 운동은 대장암과 유방암 예방에 효과적이며 다른 암과 관련된 위험요인을 감소시키는 데 도움이 된다. 규칙적인 운동은 대장의 배변기능을 향상시켜 암을 유발하는 원인물이 체내에 존재하는 시간을 줄여준다. 그러므로 대장암을 예방할 수 있다. 또한 규칙적인 신체활동은 폐경 후 여성의 유방 조직에 에스트로겐이 미치는 영향을 감소시켜 유방암을 예방하게 한다. 다른 암의 경우도 규칙적인 신체활동은 에너지 대사를 개선시키고 인슐린과 인슐린 유사 성장인자의 순환농도를 감소시켜 암 예방에 도움을 줄 수 있다.

주 5일, 30분 이상의 신체활동을 하고 있는가? 신체활동을 늘리는 방법에는 일상생활 중에서 또는 여가시간을 이용하여 운동을 하는 방법이 있다. 두 가지 방법을 이용하여 신체활동을 늘리는 것이 가장 좋은 방법이지만, 여가시간을 할애할 여건이 되지 않는 경우에는 직장이나 집에서 또는 이동시간을 이용하여 쉽게 실천할 수 있는 일상에서의 신체활동을 늘리도록 노력해야 한다.

암을 유발하는 감염증

국제암연구소와 미국 국립암협회지는 암 환자 10명 가운데 1~2명이 만성 감염으로 인해 암이 발생한다고 추정하고 있다.

국제암염구소는 암을 유발하는 확실한 원인으로 B형 및 C형 간염 바이러스, 인유두종바이러스, 헬리코박터균, 엡스타인바 바이러스를 규정하였다.

간염 바이러스로 인한 만성 간염을 예방하지 못하면 간암이 발생할 수 있다. 일부 만성 간염은 간경변증으로 진행되고, 결국 간암으로 진행된다. 우리나라 간암 환자 100명 중 70명은 B형 간염 바이러스 때문에, 10명은 C형 간염 바이러스 때문에 암이 발생한다.

인유두종바이러스는 성접촉을 통하여 전파된다. 인유두종바이러스는 일부 여성에게서 자궁경부암을 유발할 뿐만 아니라 여성의 외음부암과 질암, 남성의 음경암, 남녀 모두에게서 항문암이나 인후암 등을 유발할 수 있다.

헬리코박터균은 위에 기생하는 세균이다. 헬리코박터 감염자 중 일부에게서 위암이 발생하는데 헬리코박터균에 감염된 사람은 그렇지 않은 사람에 비해 위암에 걸릴 확률이 2~3배 높다.

간디스토마라고 하는 간흡충은 주로 민물고기를 날로 먹거나 덜 익혀 먹었을 때 감염된다. 간흡충은 사람의 간 내 담관에 기생하면서 임상증상을 유발한다. 간흡충은 치료하지 않으면 담관암을 유발할 수 있다. 담관암의 발병률은 간흡충 유행지역에서 비유행지역보다 10배 이상 높다.

이외에도 우리나라에서는 상대적으로 드문 병원체인 인간면역결핍바이러스, 인간 T세포 바이러스, 헤르페스바이러스, 주혈흡충 등이 암을 유발할 수 있다.

감염증으로부터 암을 예방하려면

예방접종은 일부 병원체 감염증을 예방하고 나아가 암을 예방할 수 있다. 현재 B형 간염과 인유두종바이러스 감염에 대한 예방 백신이 개발되어 있다. B형 간염 정기 예방접종으로 B형 간염을 예방할 수 있으며, 궁극적으로는 간염과 관련된 암도 예방할 수 있다. B형 간염 예방접종은 모든 신생아와 항원과 항체를 가지고 있지 않은 성인이 대상이다. 임산부가 간염 바이러스를 가지고 있다면 출산 시 혹은 출산 직후 자녀를 감염시키게 되는데, 이러한 모자간 수직 감염은 만성 간염이 될 가능성이 높다. 따라서 B형 간염에 걸린 어머니에게서 태어난 신생아들을 대상으로 국가에서는 무료로 예방접종 및 면역글로불린 접종을 시행하고 있다. B형 간염은 오염된 날카로운 기구, 바늘, 칼에 의해 감염될 수 있으므로 무자격자에 의한 시술을 받지 않도록 주의하고, 공동으로 주사기를 사용하는 행위는 하지 않아야 한다. 칫솔이나 면도기와 같은 개인 용품은 공용으로 사용하지 않아야 한다. B형 간염 바이러스에 감염되었다면 예방접종을 통한 효과는 기대할 수 없다. 따라서 B형 간염 바이러스 보균자일 경우 정기적으로 의사진찰과 간기능 검사를 받아야 하고, 술을 마시지 않도록 하여야 한다. 또한 의사의 지시에 따라 간 독성이 있는 약물을 피하여야 한다. 40세 이상으로 간경변증이나 간염 바이러스 항원을 가진 경우는 6개월마다 간기능 검사와 초음파 검사를 받아야 한다. 간염 바이러스 보균자는 금주, 금연, 적절한 영양 섭취 등 건강한 생활습관을 통해 간암을 예방할 수 있다. C형 간염을 예방하는 백신은 없다. C형 간염의 경우는 대부분이 혈액을 통해 감염되므로 일상생활, 호흡기, 음식물 섭취로는 거의 전염되지 않는다.

인유두종바이러스에 감염되어도 대부분은 증상이 나타나지 않고 자연치유된다. 그러나 일부 여성에서는 오랫동안 감염이 지속되면 자궁경부암으로 진행될 수 있다.

인유두종바이러스 감염 예방을 위한 백신도 개발되어 있다. 따라서 예방접종을 받는 경우 백신에 포함된 유형의 인유두종바이러스에 의한 자궁경부암 및 기타 생식기 암을 예방할 수 있다. 국내에서도 2007년부터 인유두종바이러스 예방접종이 시행되고 있다. 인유두종바이러스 백신 접종으로 일부 주요 바이러스형의 감염을 예방하면 자궁경부암의 70% 가량을 예방할 수 있다.

건전한 성생활은 인유두종바이러스 감염을 예방하여, 이로 인한 자궁경부암 등을 예방 가능하게 한다. 자궁경부암을 예방하기 위해서는 2년에 한 번씩 자궁경부암 조기 검진을 받아야 한다.

민물고기를 날로 먹지 않는 습관은 간디스토마 감염을 예방하여 담관암을 예방할 수 있게 한다. 간흡충은 대변검사로 쉽게 진단할 수 있다. 따라서 평소에 민물고기 회를 즐긴다면 가까운 보건소나 의료기관에서 대변검사를 받아보고, 간흡충에 감염되었다면 치료해야 한다.

간흡충은 치료해도 우리 몸의 담관에는 상처가 남아 있게 되므로 간흡충에 다시 감염되지 않도록 조심해야 한다. 간흡충 감염을 예방하고 감염되었더라도 치료한 후, 재감염되지 않도록 한다면 담관암은 예방할 수 있다.

자궁경부암, 이제 백신으로 예방하세요

자궁경부암은 전 세계 여성들에게서 유방암에 이어 두 번째로 많이 진단되는 여성암이며, 여성들에서 유방암과 폐암에 이어 암으로 인한 사망 원인 3위이다.

자궁경부암은 자궁경부에 발암성 인유두종바이러스가 감염되어 발생한다. 지금까지 대략 100여 종의 인유두종바이러스가 밝혀졌고 그 가운데 16형과 18형은 자궁경부암의 약 70~80%의 원인이 된다. 성생활을 하는 여성의 약 80%가 일생의 어느 시기에든 이 바이러스에 감염되는데 대부분의 감염은 일시적으로 수개월에서 일 년 사이에 별다른 증상이나 영구적인 후유증 없이 사라진다. 그러나 지속적인 감염은 자궁경부암을 초래할 수 있다.

자궁경부암 백신은 인유두종바이러스 16형과 18형의 감염을 예방하며, 예방접종으로 70% 이상의 자궁경부암을 예방할 수 있을 것으로 추정된다. 자궁경부암 백신 접종 대상은 9~25세의 여성이며, 예방효과가 가능한 연령은 55세까지의 여성이다.

자궁경부암 백신은 일반적인 근육주사로 3차 투여가 기본이며, 최소 투여 간격은 1차와 2차 백신의 경우 4주, 2차와 3차 백신은 12주를 넘겨야 한다. 백신 투여가 중단되었더라도 처음부터 다시 투여할 필요는 없으며, 독감백신 등 다른 백신들과 동시에 투여할 수 있다

아직 백신을 접종하지 않은 엄마라면, 이번 기회에 딸과 같이 접종을 고려해 보자. 자궁경부암을 예방하는 가장 효과적인 방법은 B형간염 백신과 더불어 암을 예방하는 효과가 입증된 예방접종이다. 여성의 평생건

강에서 매우 중요한 자궁경부암을 예방하기 위해 여자 아이들에게 백신을 접종하는 것은 빠르면 빠를수록 좋다.

암을 의심할 수 있는 조기경보

암으로 인해 나타나는 징후와 증상은 암의 종류, 크기와 위치에 따라 다양하다. 암의 초기 단계에는 특별한 증상이 없는 경우가 많으며 증상이 비특이적이기 때문에 다른 질환과도 구별이 어렵다. 그러나 암이 자라면서 주위의 기관이나 혈관, 신경을 압박하게 되며 여러 징후와 증상이 나타나게 된다.

암이 커지면서 나타나는 증상으로는 암의 위치에 따라 장기의 내강을 막아서 생기는 변비, 담관을 막아 생기는 황달, 기관지를 자극하여 유발되는 기침, 신경, 혈관을 누르거나, 뼈 등으로 전이가 일어나 생기는 통증 등이 있다. 암의 성장으로 조직에서 출혈을 하는 경우 혈변과 빈혈, 객혈, 혈뇨 등이 나타나게 된다.

또한 암세포에서 만들어진 물질들이 혈관을 통해 전신으로 퍼지며 신체대사에 영향을 주기 때문에 체중감소, 발열, 피로, 전신쇠약, 식욕저하 등의 전신적인 증상이 나타난다.

암은 초기에는 아무런 증상이 없다가 많이 진행된 뒤에야 감지할 수 있는 경우가 대부분이다. 미국 암협회에서는 암을 의심할 수 있는 초기 증상으로 다음 7가지 암 조기경보를 계몽하고 있다. 각자가 주의를 기울여 다음과 같은 증상이 나타나면 전문의를 찾아 상담하는 것이 필요하다.

① 대변이나 소변을 볼 때 이상이 있는 경우 ② 부스럼이나 궤양이 잘 낫지 않을 때 ③ 비정상적인 출혈이나 분비물이 생길 때 ④ 유방이나 기타 몸에 멍울이 만져질 때 ⑤ 소화 불량이나 음식물을 삼키는 것이 불편할 때 ⑥ 사마귀나 반점이 급히 커질 때 ⑦ 기침이 계속 나거나 목소리가 쉴 때

암 검진을 통해 암을 조기에 발견하고, 조기에 치료하자

암은 우리나라 국민의 사망원인 1위를 차지하는 질환으로, 매년 17만 명 이상의 암 환자가 새로이 발생하고 6만 9천 명의 사람이 암으로 인해 목숨을 잃는다. 우리나라 국민들이 평균수명까지 생존할 경우 남자는 3명 중 1명, 여자는 10명 중 3명에서 암이 발생하여 전체적으로 3명 가운데 1명에서 암이 발생한다. 2008년 우리나라에서 가장 많이 발생한 암은 남자의 경우 위암, 대장암, 폐암, 간암, 전립선암 순이고, 여자의 경우는 갑상선암, 유방암, 위암, 대장암, 폐암의 순이다. 2009년도 통계청의 사망원인 통계 결과에 의하면, 남자의 경우에는 폐암, 간암, 위암 순으로 사망률이 높고 여자의 경우에는 폐암, 위암, 대장암 순으로 사망률이 높다. 남자의 암 사망률은 여자보다 1.7배가 높다.

암 검진은 일반적으로 신체적 이상이나 증상이 없고 스스로 건강하다고 생각될 때, 검사를 받아 병을 조기에 발견하여 치료하고자 하는 것이다. 검진을 통하여 암을 조기에 발견하여 치료하면 완치율을 높일 수 있다. 환자가 몸에 이상 증상을 느끼고 병원을 찾을 때는 이미 수술로

제거할 수 없을 만큼 암이 커져 있거나 다른 조직으로 퍼져 있을 경우가 많다. 암은 상당히 진행될 때까지도 특이증상이 없을 수 있으며, 암이 진행되어 나타나는 증상들도 평소 흔히 경험해 오던 증상들과 비슷하기 때문에 치료시기를 놓치는 경우가 많다.

암 검진을 받고 조기에 치료하면 암으로 인한 사망을 크게 줄일 수 있다. 특히 한국인에게 흔한 위암, 간암, 대장암, 유방암, 자궁경부암 등은 비교적 쉽게 검진을 받을 수 있으며, 조기에 발견하여 치료 받을 경우 대부분 완치가 가능하다. 위암은 조기진단만 되면 90% 이상이 완치되고, 대장암과 자궁경부암은 암 검진으로 전암단계의 병변을 발견하면 암 발생을 막을 수 있다.

암의 조기검진

보건복지부와 미국 암협회 등에서는 암과 관련된 검진을 20~40세는 3년마다, 40세 이상은 매년 받을 것을 권하고 있다. 각자의 형편에 맞는 정기적인 검진이 암의 조기진단에서 가장 중요하다.

1) 위암

위암의 경우 조기에 발견만 하면 수술로 95%의 완치율을 보인다. 본인이 유의만 하면 조기발견이 얼마든지 가능하다. 40세 이상에서는 1~2년 간격으로, 특히 명치끝이 불편하고 소화가 잘 안 되는 것 같으면 꼭 위장사진이나 위 내시경검사를 받아 위암여부를 확인해야 한다.

2) 대장암 및 직장암

대장암 및 직장암의 경우, 50% 정도는 항문에서 가까운 직장 및 S자 결장에 생긴다. 이런 경우는 직장 수지검사(손가락을 항문에 넣어 직장의 이상을 조사하는 검사) 및 내시경 검사로 쉽게 진단할 수 있다. 국립암센터에서는 대장암의 조기 발견을 위해 50세 이상은 5년 주기의 대장내시경 검사를 권장하고 있다. 가족 중 대장암 환자가 있거나 용종, 염증성장 질환으로 진단 받은 고위험군의 경우 40세부터 5년에 한 번씩 검사를 받는 것이 좋다.

3) 폐암

최근 흡연과 관련해 늘고 있는 폐암은 금연으로 암을 예방할 수 있음이 밝혀져 있다. 40세 이상, 특히 흡연자의 경우 매년 흉부방사선 촬영으로 폐암을 조기 진단할 수 있다.

4) 유방암

유방암의 경우 암이 발생해도 조기에 발견해 암 덩어리만 떼어내면 완치가 가능하다. 그래서 무엇보다 여성 자신이 매달 월경이 끝난 다음 자기가 유방을 만져보아 멍울이 의심되면 즉시 전문의를 찾아가서 정밀 진찰을 받도록 하여야 한다. 멍울이 만져진다고 모두 암은 아니다. 약 5~10%만이 암이며 나머지는 양성혹이다. 또 유두에서 피가 나오고 유두 주위에 습진이 생기며 유방에 함몰된 부위가 있으면 일단 유방암을 의심하고 전문의와 상의하는 것이 좋다. 50세 이상 여성은 매년 전문의를 방문하여 세밀히 진찰하고 유방 촬영을 함으로써 조기에 발견하는 것이 중요하다.

5) 자궁경부암

자궁암은 성경험이 있거나 20세 이상 모든 여성은 1년에 한 번씩 자궁경부에서 나오는 분비물로 세포 검사를 받으면 예방할 수 있다. 월경이 아닌 때에 출혈이 있거나, 또 냉에서 냄새가 몹시 나면 병원에 가서 정밀 진찰을 받아야 한다. 정기적인 자궁 세포 검사를 1년에 한 번씩 받으면 자궁암 전 단계에서 발견할 수 있어 예방이 가능하고, 이미 자궁암이 되었다 하더라도 초기에 치료하면 100% 완치가 된다. 자궁경부암은 예방백신 접종을 통하여 약 80%를 예방할 수 있는 유일한 암이다.

6) 간암

간암의 원인 중 65~80%는 B형간염이다. 남자 30세, 여자 40세 이상에서 B형 또는 C형간염 바이러스에 의한 만성간질환 환자, B형간염 바이러스 표면항원과 C형간염 바이러스 항체가 모두 음성인 간경변 및 기타 간암 발생 고위험군의 경우 6개월마다 검진을 받을 것을 권고한다. 검진은 복부초음파 검사와 혈청알파태아단백 측정으로 한다.

갑상샘암의 원인 및 진단

갑상샘은 우리 몸의 신진대사에 작용하는 호르몬을 분비하는 기관으로 목의 중앙에 놓여 있으며, 어른의 엄지 손가락만한 크기로 좌우에 각각 하나씩 있고 좌우 갑상샘은 띠 모양의 얇은 조직으로 연결되어 있어 일견 나비모양과 비슷하다. 좌우 갑상샘의 총 무게는 약 15~20g 정도이다.

갑상샘은 우리 몸에 없어서는 안 될 갑상선 호르몬을 만들고 이를 저장하였다가 필요한 만큼 혈액으로 분비하는 역할을 한다. 갑상샘 호르몬은 태아와 신생아의 성장과 발육을 촉진시키는 한편, 특히 뇌와 뼈의 발육과 성장에 필수적이며, 이 호르몬이 부족하게 되면 키가 자라지 않고 뇌의 발육이 안 되어 지진아가 된다. 또한 우리 몸의 대사과정을 촉진시켜 모든 기관이나 장기들이 정상적인 기능을 하도록 도와주며, 열을 발생시켜 체온을 유지시켜 주기도 한다.

만약 갑상샘 기능 이상으로 갑상선 호르몬이 부족해지면 무기력해지고 힘이 없고, 피로를 쉽게 느끼며, 체온이 낮아지고 추위를 잘 견디지 못한다. 반면 갑상샘 호르몬이 과다해지면 에너지 소비가 많아져 체중이 감소하며, 심장이 빨리 뛰고, 몸이 더워지고 더위를 참기 어렵고, 땀을 많이 흘리며 신경이 날카로워진다.

정상인의 경우 갑상샘은 육안으로 보이지도 않고 만져지지도 않지만 갑상샘 결절이라는 것은 갑상샘에 혹이 만져지는 경우를 통틀어 말한다. 갑상샘 종양은 크게 양성종양과 악성종양으로 나누고 있는데 대부분 양성 종양이다.

우리나라에서 갑상샘암은 전체 암 환자 가운데 2위에 속하는 암이다. 다음의 경우에 암일 가능성이 높은데 여자보다는 남자에게 갑상샘 종양이 발생한 경우에 암의 빈도가 높고, 나이가 어릴수록 즉, 20세 이전에 갑상샘 종양이 나타난 경우 암의 가능성이 높다. 결절이 매우 크거나 최근에 갑자기 커진 경우, 종양이 딱딱하게 만져지거나 주위 조직과 유착되어 잘 움직이지 않는 경우, 목소리가 쉬거나 음식물을 삼키기 어렵다든지 숨쉬기가 곤란하고 숨을 쉴 때 쉿소리가 나는 경우, 갑상샘 종양과 주위 임파절이 커져 같이 만져지면 암의 가능성이 높아진다.

갑상샘의 양성과 악성종양을 감별하는 검사로 갑상샘 스캔과 초음파 검사, 미세침 흡인 세포검사가 널리 사용되고 있다.

갑상샘암의 대부분은 잘 분화된 암으로 수술로 갑상샘암을 제거하고 갑상샘 호르몬 투여나 방사선 치료 등을 시행하면 예후가 매우 좋아 완치가 가능하다. 대부분의 환자가 수술 등 적절한 치료로써 평생을 살 수 있다.

갑상샘암의 원인도 다른 암과 마찬가지로 분명하지는 않다. 갑상샘암의 원인으로는 요오드의 부족에 의한 갑상샘 자극호르몬의 분비, 갑상선 비대를 초래하는 약물 그리고 방사선, 동위원소 등이 있다. 이 가운데 방사선은 가장 확실한 원인으로 알려져 있다.

유방암의 원인과 조기진단 방법

여성암 가운데 갑상샘암에 이어 두 번째로 많은 암이 유방암으로 해마다 10%의 증가율을 보이며 무서운 속도로 늘어나고 있다. 우리나라에서 유방암 발병률은 검진활성화에서 비롯된다. 5대 암 종의 암 검진 평생 수검률을 보면 유방암은 2010년 79.5%로 독보적인 1위이다. 대부분 검진을 통해 조기 발견되고 완치되는 셈이다.

유방암의 발생빈도는 경제수준과 식생활습관에 따라 큰 차이를 보여 일반적으로 고지방, 고단백 등으로 고칼로리의 음식을 섭취하고 호르몬제를 많이 사용하는 선진국에서는 발생빈도가 높고, 채식 등의 섬유질을 많이 섭취하고 아이를 낳은 횟수가 많으며 모유로 아이를 키우는 저개발

국가에서는 발생빈도가 낮다. 우리나라와 같은 개발도상국도 경제수준의 향상으로 식사나 생활방식의 서구화, 첫 월경이 어려지는 추세라든지 아이를 적게 낳고 수유를 피하며 피임약을 사용하는 등 생활패턴의 변화에 기인하여 유방암의 발생빈도가 증가하고 있다.

유방암의 원인에 관하여는 다른 암과 마찬가지로 어느 한 가지 인자에 의한 것이라기보다는 여러 요인이 작용하고 있는 것으로 생각되지만 현재 명확하게 밝혀진 것은 없다. 그러나 호르몬 특히 여성호르몬이 유방암을 일으킬 수 있다는 설이 유력하고 유전바이러스 그리고 지방분이 많은 음식 같은 환경요인들이 관여한다는 설이 거론되고 있다.

유방암에 걸린 사람들을 분석한 조사에 의하면 유방암에 잘 걸리는 조건들은 다음과 같다.

① 50대 이후의 여성

② 모친이나 자매가 유방암을 앓은 적이 있는 경우

③ 독신으로 사는 여성

④ 평생 임신한 적이 없는 경우

⑤ 첫 분만이 35세 이후에 이루어진 경우

⑥ 14세 이전에 초경이 있었던 경우

⑦ 50세 이후에 폐경이 이루어진 경우

이처럼 임신이나 월경과 관련된 사항이 많으며 그 이외에도 상체가 크고 하체가 약한 사과형 체형의 여성, 비만한 여성, 동물성 지방의 섭취를 많이 하는 경우, 피임약 사용 여성, 수유를 하지 않는 여성, 자존심 내지는 아집이 강하거나 히스테리가 심한 여성에서 유방암 발생빈도가 높다.

유방암의 가장 흔한 첫 소견은 유방 내 만져지는 통증이 없는 멍울이다. 그밖에 유두출혈, 유두침몰, 겨드랑이의 임파선 종대 등이 있으며 피부가 오렌지 껍데기처럼 울퉁불퉁하고 피부부종이 나타나는 경우도 있다.

유방암의 진단은 대부분이 자가진단으로 목욕 중 비눗물을 바르고 자신의 유방을 손바닥이나 손가락으로 만져서 멍울이 있는지를 확인하고, 거울 앞에서 피부색의 변화, 유두침몰 등을 확인해 보는 것이다. 조기 유방암의 경우 수술 후 90% 이상 완치된다.

다음은 우리 한국인에게 권고되고 있는 유방암의 조기 진단 방안이다.

① 20세 이상의 모든 여성은 매달 유방에 대하여 자가진찰을 한다. 또한 30세부터 34세까지의 여성은 2년마다 한 번씩 의사의 유방진찰을 받으며 35~64세에서는 매년 한 번씩 진찰을 받아야 하며 65세가 넘으면 빈도가 현저히 감소하므로 3년 간격이 좋을 것으로 권고된다.

② 30세부터 34세까지의 여성은 기본으로 유방 X선 촬영을 한 번 하고 35세부터 59세까지의 여성은 위험인자가 있는 경우는 매년, 없는 경우는 2년에 한 번씩 유방촬영을 한다.

유방자가진찰법은 경제적이며 효과적인 방법으로 유방을 여성 스스로 매달 한 번씩 규칙적으로 반복하여 대개 생리가 끝난 2~3일 후에 거울을 앞에 두고 목욕 중에 하는 것이 좋다. 좌우 비대칭인지와 피부, 유두이상 유무를 살펴보고 그 다음에 좌우 유방을 손끝으로 천천히 동심원을 그리면서 겨드랑이까지 샅샅이 만져 보아 혹이 만져지는지를 확인하고 등에 베개를 받치고 누워서 한 번 더 실시한다.

유방자가진찰 중에 좌우비대칭이나 혹이 만져지거나 하면 가까운 병원에 가서 정밀진찰을 받아야 하나 자가진찰법은 한 달에 한 번 이상 너무 자주 할 필요는 없으며 만져지는 10개의 혹 중 9개는 암이 아닌 양성종양이라는 사실도 알아야 한다.

폐암의 원인과 예방관리

폐암은 폐장에서 발생하는 원발성 악성종양을 총칭하는 것으로 우리나라의 폐암 발생률은 남자 3위, 여자 5위이며, 사망률은 전체 암 가운데 1위를 차지하고 있다.

폐암의 원인은 아직 분명하지 않으나 흡연과 관련이 많다. 특히 담배를 많이 피울수록 그리고 흡연하기 시작한 나이가 어릴수록 암에 걸릴 확률이 높아지고, 매일 담배를 피우는 사람은 담배를 피우지 않는 사람에 비해 암에 걸릴 확률이 약 4.5배 높아진다. 20세 이하일 때부터 담배를 피우기 시작하면 비흡연자에 비해 폐암에 걸릴 확률이 6배 가까이 높아진다. 흡연은 흡연자 본인뿐만 아니라 주위의 사람들에게도 간접흡연의 피해로 폐암을 야기시킨다. 폐암 중 10~20%는 흡연과 관계가 없으며, 대기오염이나 다른 환경요인, 방사성물질, 석면, 크롬, 니켈 등의 발암물질과 관련이 있다.

폐암은 환자가 증상을 느껴서 병원에 올 때는 이미 진행되어 있는 경우가 많다. 보통은 기침, 가래, 혈담 등의 증상이 나타나며 그 외에 체중감소, 호흡곤란, 흉통 등이 있다. 임파절이 목의 쇄골 상부에서 만져지는 경우, 쉰 목소리가 나는 경우는 폐암이 이미 진행되어 수술이 불가능한 경우이다. 따라서 폐결핵 등의 선행 폐질환이 있거나 호흡기 증상이 잘 낫지 않거나 자주 재발하는 경우 추적 관찰하여야 하며 45세 이상의 흡연력이 있는 남자는 폐암발생의 위험군이므로 정기점검을 통해 흉부가슴촬영을 하여 조기발견하여야 한다. 폐암은 진단 당시에 이미 약 절반에서 원격전이가 있어 증상이 없는 상태에서 발견되더라도 조기암이라고 할 수 없다.

폐암 검진은 일반적으로 흉부가슴촬영과 객담세포검진을 통해 실시한다. 암 여부와 유형 판별을 위해서 폐에서 세포를 채집하여 현미경으로 검사한다. 이러한 세포 채집방법에는 기관지경검사 등이 있으며 외과적 방법으로 전산마취하에 종격동경검사나 흉강경검사가 이용된다. 전산화단층촬영과 자기공명영상검사(MRI)도 실시한다.

폐암의 예방을 위해서는 금연만큼 중요한 것이 없다. 담배 연기 속에 함유되어 있는 벤조피렌 등이 발암물질로 작용하기 때문이다. 이 외에도 작업장의 환경개선이 시급하며 대기오염을 줄일 수 있는 방안에 대해서도 범국민적 관심과 국가 차원의 대책이 필요하다.

한국인에게 가장 흔한 위암의 예방과 조기진단

위암은 한국의 악성종양 발생빈도 중에서 수위를 차지하고 있다. 전체 암 환자 10명 가운데 2명이 위암이다.

위암을 일으키는 가장 큰 원인은 화학적 발암물질, 즉 가공식품이나 방부제, 착색방향제에 들어 있는 질산염 및 불에 태운 고기와 생선에 들어 있는 발암물질 등과 이들의 발암작용을 돕는 맵고 짠 음식물 등이 그 원인의 75~85%를 차지하고 있는 것으로 밝혀졌다. 그 외에 혈액형 A, 악성빈혈, 위축성 위염, 용종을 가진 환자, 그리고 양성 소화성 궤양으로 위절제 수술을 한 환자와 흡연을 하는 군에서 위암 발생률이 높다.

위암은 50세에서 70세 사이에 가장 빈번하나 30세 이하의 젊은층에서도 드물게 나타난다. 남자가 여자보다 2배가량 빈도가 높으며 비교적 사회경제적 수준이 낮은 군에서 자주 발생한다.

위암 초기에는 특유한 자각증상이 없고, 있더라도 일반적인 소화기 질환에서 흔히 볼 수 있는 비특이적 증상이다. 비교적 조기증상이 소화불량, 식후 팽만감, 식욕부진 등이므로 일반적인 약물치료와 대증요법을 하게 되어 완치의 시기를 놓치는 경우가 많다. 조기에 치료를 받지 않은 위암은 점차로 진행하여 위와 주위조직으로 퍼지게 되는데 이렇게 진행되면 암은 복부에 종괴가 만져지며 구토나 하혈을 하며 체중이 심하게 감소되거나 빈혈, 쇠약감, 의욕상실 등 전신증상이 나타나게 된다.

위암의 진단방법으로는 상부위장관조영술 혹은 위내시경검사 등이 이용된다. 조기위암은 림프절 전이에 상관없이 위점막이나 점막하층까지에 종양이 국한된 것으로 정의되는데, 근래 집단검진의 활성화로 조기위암의 발견이 높아 조기위암의 비율이 높다. 컴퓨터단층촬영은 식도, 위 및 장관의 두께의 변화를 발견할 수 있고 주위 장기의 변화도 함께 관찰할 수 있는 장점이 있어 원발성 종양이 주변 장기로 어느 정도 파급되었는가를 확인하고 수술 후 반복 검사함으로써 종양의 재발을 확인하기 위해 사용된다.

위암의 유일한 치료법은 조기에 근치수술을 하는 것이며 방사선요법이나 항암제의 사용은 단독으로는 사용되지 않으며 수술과 병용요법으로 사용된다. 위암의 수술 후 결과를 향상시키기 위해서는 위의 절제와 함께 주위 임파선을 철저하게 제거하여야 하며, 때에 따라서 보다 확대적인 수술을 하게 된다.

여러 원인에 의해 발생하는 위암은 예방이 가장 좋은 방법이나 복잡한 환경요인 때문에 완전예방은 어렵기 때문에 조기진단과 조기절제가 가장 중요하다. 따라서 증상이 없는 일반인은 40세부터는 1~2년 간격으로 위내시경 또는 상부위장관촬영을 시행하는 것이 적절하다. 위암은 조기에 발견하면 완치율이 95%에 이른다.

간암 왕국에서 간암을 조기진단하고 예방하려면

간에 발생하는 모든 악성 종양을 간암이라고 하는데 간 자체에서 생겨난 것을 원발성 간암이라 하고, 다른 장기에서 발생하여 간으로 전이된 것을 간 전이암이라고 한다. 간에는 원발암도 잘 생기고 전이암도 잘 생긴다. 위암, 대장암, 췌장암 등 각종 소화기 암들이 간에 전이를 잘한다. 간 자체에서 생겨난 원발성 간암 중 흔한 것은 간세포암으로 우리가 흔히 보는 만성간질환 환자에게 잘 생긴다. 일반적으로 간암이라고 하는 것은 간세포암을 의미한다.

우리나라는 간암 왕국이다. 간암은 우리나라에서 폐암에 이어 사망원인 2위이자 발생률 5위의 암이다. 우리나라에서 간암이 많은 이유는 우리나라가 세계적인 B형 간염바이러스 만연 지역이기 때문이다. 한국인 간암의 원인 중 65~80%는 B형간염이다.

간경변증 환자의 약 20~40%가 간암으로 진행되는 것으로 알려져 있으며 그밖에도 부패한 땅콩 등에 나타나는 곰팡이의 아플라톡신이라는 성분과 알코올 등이 발암원인이 되는 것으로 파악되고 있다.

만성간질환 환자에게 간암이 잘 생기는 이유는 장기간의 간세포 괴사 및 재생이 반복되면서 간세포에 유전적 변이가 쌓이기 때문으로 생각된다. B형간염 바이러스에 감염되어 있는 사람은 그렇지 않은 사람에 비해 간암 발생 위험이 200배나 더 높다.

과거에는 진단 기법이 발전하지 못해서 간암이 아주 커진 다음에야 발견되어 대부분 진단 받고 수개월 이내에 사망하였다. 현재는 만성간질환 환자에 대하여 정기적으로 초음파검사를 시행하기 때문에 간암을 조기 발견하여 성공적으로 치료되는 환자가 많아졌다.

간암은 초기에는 증상이 거의 없고 서서히 생기며 증상이 나타난 후에 발견되는 간암은 많이 진행된 상태인 경우가 대부분으로 치료효과를 보지 못하게 된다. 따라서 임상증상에 의한 조기진단은 거의 불가능에 가깝다. 주로 나타나는 증상은 우상복부 동통, 복부 팽만, 체중 감소, 전신 쇠약, 식욕 부진, 피로 등이다. 진행된 간암 환자의 배를 만져 보면 간이 크고 딱딱하게 만져지는 경우가 많다. 이런 상태에서는 마땅한 치료 방법이 별로 없고, 어떠한 치료를 해도 환자의 예후는 좋지 않다. 그래서 간암의 위험 요인을 갖고 있는 사람은 정기 검진을 잘 받아 간암을 조기에 발견하도록 노력하여야 한다.

간암을 가장 확실하게 치료하는 방법은 수술로 암 조직을 떼어 내는 것이다. 그러나 간암 환자 중 수술이 가능한 경우는 일부에 지나지 않는다. 정기 검진에 의하여 암이 크지 않은 상태에서 발견되어야 수술이 가능하다. 수술이 가능하려면 암의 크기나 위치상 절제가 가능해야 하며 환자의 잔여 간기능이 충분해야 한다. 또한 간 이외의 장기에 암이 퍼져 있지 않아야 한다. 수술에 의한 또 다른 간암 치료법은 간이식이다. 최근에는 고주파 응고치료술, 경피적 에탄올 주입술 등이 시행되고 있으며 이상의 치료 방법을 이용하기 어려울 정도로 진행된 경우 항암화학요법을 시행하기도 한다.

우리나라에서 발견되는 원발성 간암은 다른 악성종양에 비해 유일하게 뚜렷한 원인인자들과 중요한 배경질환이 알려져 있다. 따라서 간염바이러스 감염예방을 위하여 예방접종은 출생 2개월 후부터 가능한 이른 시기에 해야 한다. 이미 간염바이러스에 감염된 사람 등 간암의 발병 위험이 높은 사람들에서는 철저한 주기적인 관리를 통하여 간암의 발생을 조기에 인지하고 여기에 효과적인 치료법으로써 대처하여 완벽한 치료에 임하는 것이 현재로서는 최선의 방법이다.

국립암센터에서는 남자 30세, 여자 40세 이상에서 B형 또는 C형간염바이러스에 의한 만성간질환 환자, B형간염 바이러스 표면항원과 C형간염 바이러스 항체가 모두 음성인 간경변 및 기타 간암 발생 고위험군의 경우 6개월마다 검진을 받을 것을 권고한다. 검진은 복부초음파 검사와 혈청알파태아단백 측정으로 한다.

아울러 간암을 일으키는 원인 중의 하나인 아플라톡신이 체내에 유입되는 것을 막으려면, 식품이 변하지 않도록 보관을 잘 하여서 이 독소를 생산하는 곰팡이가 자라지 못하도록 하여야 함도 알아야 한다.

대장암과 직장암 증가한다는데 그 원인과 예방은?

대장 및 직장암은 구미 각국에서 전체 발생 암의 15%를 차지하며 암 사망 원인 중 두 번째로, 큰 보건문제로 대두되고 있는 질병 가운데 하나이다. 식생활의 서구화, 불규칙한 식사습관, 스트레스 증가 등으로 대장 및 직장암의 발생빈도가 크게 늘고 있다. 대장 및 직장암은 우리나라의 경우 소화기계통 암 중 위암에 이어 두 번째로 많으며 국내 10대 암 발생 빈도 중 세 번째를 차지하고 있다.

암은 대장과 직장 어디서나 생길 수 있지만, 특히 암이 생기기 쉬운 부위는 S상결장과 직장으로 알려져 있다. 대장 및 직장암 발병 빈도는 남성과 여성이 모두 비슷하며, 연령으로 보면 60대에서 가장 많다.

대장 및 직장암의 발병에는 유전인자보다도 환경인자의 비중이 더 큰 영향을 미친다. 식생활의 급격한 서구화, 특히 동물성지방이나 단백질의 과다섭취가 원인이라고 하나 5% 전후의 대장 및 직장암은 유전적 소인에 의해 발생한다고 알려져 있다. 대장암에 걸리기 쉬운 위험인자는 대장용종(사마귀 같은 혹)에 걸린 경험이 있는 경우, 가족력이 있는 경우, 오랜 기간 동안 궤양성대장염에 시달린 경우 등이다.

대장 및 직장암의 자각증상은 대장의 어느 부위에, 어느 정도의 암이 생기는가에 따라 달라지는데 특이한 증상은 없으며 초기일 때는 다른 장기에서 발생하는 암과 마찬가지로 거의 증상이 없는 경우가 많다. 혈변, 실 같은 변, 잔변감, 복통의 증상을 느끼거나, 설사와 변비를 반복하는 등 배변 양상과 관련된 증상이 많다. 혈변은 암 중심에 궤양이 생겨 출혈이 일어나기 때문이다. 간혹 출혈을 치질 때문이라고 착각하여 진찰을 늦게 받는 경우도 있으므로 주의하여야 한다.

대장 및 직장암은 조기발견 시 거의 완치되지만, 일반적으로 자각증상이 없으므로 무증상인 시기에 발견하는 것이 중요하다. 대장암 선별검사의 대표적인 예로 정상인 사람에서 정밀검사를 해 볼 필요가 있는 사람을 골라내기에 부담이 적고 가장 효과적인 방법으로 잠혈검사가 이용된다. 따라서 40세가 넘으면 이 검진을 받아 볼 것을 권하며 혈액검사에서 종양표지자(CEA)가 이상치를 나타내 발견되는 일도 있다. 진단을 확정하기 위해서는 대장조영술과 대장내시경이 필수적이다.

대장 및 직장암은 조기발견 시 내시경적절제나 외과요법으로 90% 완치가 가능하다. 또한 좀더 진행되어 간이나 폐로 전이되었다 하더라도 수술 가능 시기에 발견되었다면 외과요법에 의한 완치를 기대할 수 있다.

대장암과 직장암의 예방을 위해서는 과식을 삼가고 적정체중을 유지하는 것이 중요하다. 섭취하는 총칼로리가 높을수록 대장암 위험도가 높아지기 때문이다. 동물성 지방질의 과다한 섭취를 피하고 신선한 채소류와 섬유질이 많은 음식을 골고루 균형 있게 섭취함이 바람직하며, 진한 색소나 방부제 등 화학물질이 포함된 음식물도 많이 먹지 않는 것이 좋다. 또 활발한 신체활동은 장의 연동운동을 촉진시켜 발암과정을 억제한다. 매일 30분씩 조깅하는 경우 대장암 발생률이 약 50% 감소하는 것으로 알려져 있다. 또한 50세 이상에서는 5년 주기의 대장내시경검사가 권장되고 대장암의 발생률이 높은 위험집단은 40세부터 주기적인 검사를 받는 것이 좋다. 대장 및 직장의 용종은 조직검사 후 반드시 제거하여야 한다.

자궁경부암의 예방과 조기진단

여자에게서 암 발생의 제6위를 차지하고 있는 것이 바로 자궁경부암으로 연간 500명의 새로운 환자가 발생한다.

자궁에 생기는 암은 그 발생부위에 따라 자궁경부에서 발생하는 자궁경부암과 자궁체부에서 발생하는 자궁내막암으로 구분되며, 발생비율은 자궁경부암이 95% 정도이고 자궁내막암이 5% 정도로 일반적으로 우리나라에서 자궁암이라 하면 자궁경부암으로 인식하는 경우가 많다.

자궁경부암이 발생하는 원인이나 과정은 아직 정확하게 밝혀져 있지는 않으나 다른 암에 비해 그 원인인자가 비교적 많이 알려져 있다. 결혼과 성생활은 자궁암 발생의 주요인자로, 특히 20세 이전에 성생활이 시작된 여성, 배우자의 수나 성관계의 횟수가 많은 경우, 배우자의 성적 문란, 성교로 전염되는 질환의 감염유무 등이 원인인자로써 가장 많이 알려져 있다. 그 외에도 피임제 사용, 흡연, 낮은 경제적 지위, 분만횟수가 많은 것 등이 간접적 위험인자로 작용한다.

대부분의 암이 다 그렇지만 자궁경부암도 초기 단계에서는 본인에게 느껴지는 특별한 자각증상이 잘 나타나지 않으며, 일단 자각증상이 나타나면 상당히 진행된 경우가 많다. 따라서 자각증상에 의한 조기발견은 어려운 질병이라 할 수 있다. 자궁경부암의 주요 증상으로는 자궁 내 출혈을 들 수 있는데 성관계 시 혹은 부정출혈로 나타나며, 특히 폐경기 후의 이상출혈의 증상이 있을 때는 주의를 해야 한다. 이 외에도 일반적인 자궁경부암의 증상으로는 심한 분비물, 배뇨나 배변곤란, 혈뇨나 혈변, 요통, 하복부 동통 등을 들 수 있다. 이는 자궁경부암이 진행되어 암조직이 요관, 골반벽 또는 좌골신경, 방광이나 직장을 침범함으로써 나타나는 것이다.

진단은 크게 세 가지로 세포진검사, 자궁경부 확대촬영검사 및 질 확대경 검사, 조직검사 등이 자궁경부암의 진단방법으로 시행되고 있다. 세포진검사는 자궁경부암의 조기진단에 1차적으로 적용하는 꼭 필요한 방법으로 대하가 많다든지 출혈이 있는 여성이나 아무 증상이 없는 여성들 중에서 정밀검사를 받아야 하는 대상을 선별하는 데 적합한 진단법으로 높은 정확도를 가지고 있다. 세포진검사는 자궁경부의 암발생 부위에서 떨어져 나온 세포가 자궁경관 분비물이나 질 분비물에 섞여 있는 것을 현미경검사를 통해 발견하는 방법이다.

자궁경부암의 예방을 위해서는 세포진검사와 같은 검진을 통하여 이상유무를 정기적으로 확인하는 것이 예방법이다. 성경험이 있거나 만 20세 이상 모든 여성은 1년 간격으로 자궁경부세포검사를 받도록 해야 한다.

자궁경부암은 예방백신 접종을 통하여 약 80%를 예방할 수 있는 유일한 암이다. 백신접종은 9~26세로 성생활이 시작되기 전에 접종하는 것이 가장 효과적이나 연령과 관계없이 예방백신 접종 효과가 나타난다. 즉 성경험이 있더라도 백신 접종 효과를 기대할 수 있다.

직업성 암의 예방

작업 환경을 통해 노출되는 발암물질로 인해 특정 근로자들에게 발생하는 암을 직업성 암이라 한다. 직업성 암은 산업화된 나라에서 전체 암 사망의 약 4%를 차지하는 것으로 알려져 있다. 따라서 우리나라에서 한 해 평균 직업성 암으로 사망하는 사람은 전체 암 사망자 6만여 명 가운데 약 2천 명 가량으로 추정된다.

직업성 암은 발암물질에 노출되어 발생하는 것이므로 이를 제거하거나 이에 노출되지 않도록 하는 예방이 중요하다. 직업성 암은 발암물질을 직접 취급하는 근로자뿐만 아니라 직접 취급하지 않더라도 발암물질을 사용하는 장소 근처에서 일하는 근로자도 걸릴 수 있다. 직업성 암을 일으키는 발암물질은 대부분 공기를 통해 호흡기로 흡수되거나 일부 물질은 피부에 지속적으로 흡수된다.

직업성 암을 예방하기 위해서는 첫째, 자기가 어떠한 물질에 노출되는지를 알아야 한다. 이것은 사용하는 물질의 물질안전보건자료로 확인할 수 있다. 물질안전보건자료는 화학물질의 안전한 사용을 위한 설명서이다. 둘째, 발암성 물질을 사용하는 근로자는 반드시 보호구를 착용하여야 한다. 개인 보호구의 착용은 발암물질이 몸에 직접 노출되어 인체 내로 흡수되는 것을 어느 정도 방지할 수 있어 예방에 필수적인 방법이다. 셋째, 작업장에서 담배를 피우거나 음식을 먹지 않도록 하며, 작업복은 근무시간에만 입고 작업 후에는 샤워를 하고 외출복으로 갈아입어야 한다. 작업 시 수시로 손을 씻는 것은 개인위생에서 가장 중요하다. 넷째, 정기검진과 보건교육을 받는다. 근로자 건강검진을 통해 직업병을 조기에 발견하고 조기치료를 받을 수 있으며, 정기적으로 보건교육을 받으면 암 발생에 영향을 주는 생활습관을 개선시키는 계기가 되어 궁극적으로 암 발생을 낮추는 데 도움이 된다.

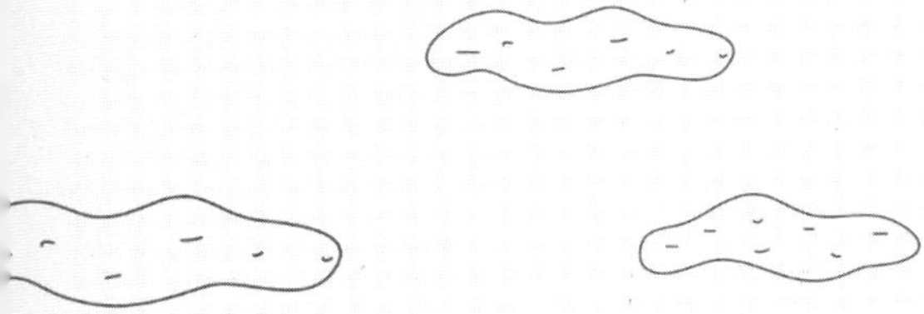

2

계절별 건강가이드

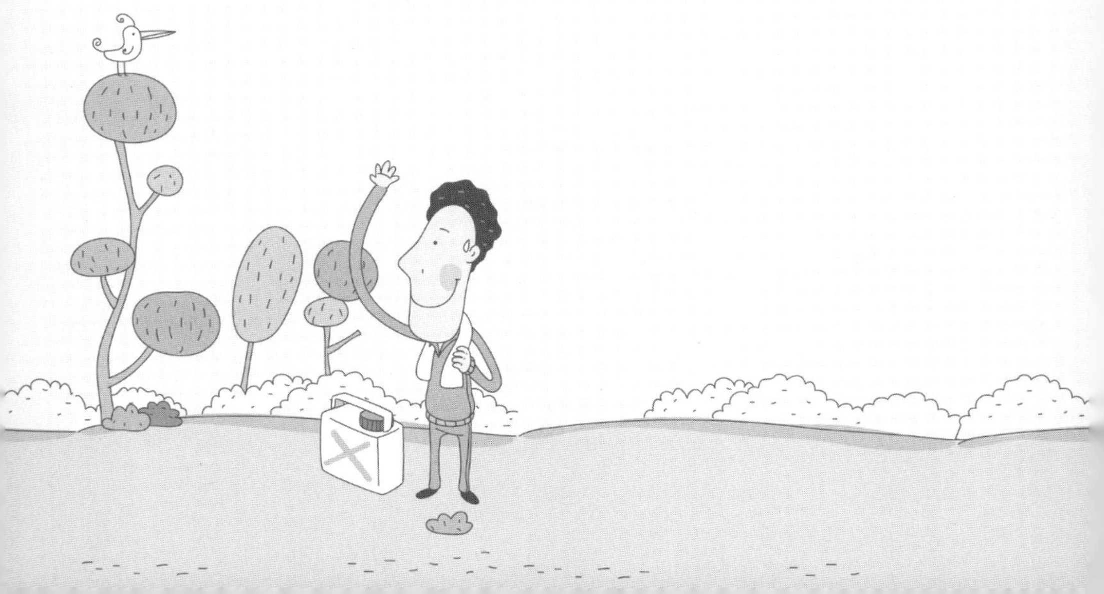

1

봄철 건강관리

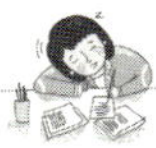

규칙적인 생활이 봄철 건강관리 요령

봄철이라고 특별한 건강관리 원칙이 있는 것은 아니다. 평소의 건강관리에 대한 상식을 실천하는 일이 우선이다. 봄은 점차 따뜻해지기는 하나 때때로 추위가 되돌아오는 등 날씨 변화가 심한 상당히 복잡한 계절이다. 건강한 봄을 맞이하려면 우선 바뀐 환경에 몸이 적응하도록 해야 한다. 춘곤증이나 관절염 등의 만성질환의 악화, 호흡기질환 또는 알레르기질환 등의 발생을 줄이기 위해서는 무엇보다도 규칙적인 생활습관을 유지하여 가능한 한 외부환경의 변화에 영향을 덜 받도록 노력하는 것이 중요하다.

봄에는 상대적으로 밤이 짧아져 활동하는 시간이 늘어남에 따라 몸에 피로가 누적될 수 있다. 아침에 일어나는 시간을 조금 앞당기는 것이 건강에 좋다. 7~8시간 정도의 충분한 수면시간과 휴식시간을 갖도록 해야 한다. 또한 피로회복에 도움이 되도록 식생활에 신경을 써야 한다. 아침식사를 하는 것이 바람직하고, 점심은 가능한 한 과식하지 않도록 노력하여야 한다.

가벼운 산책이나 조깅, 맨손체조 등을 통해 긴장된 근육을 이완시켜주는 것은 봄철 피로감을 방지하는 훌륭한 방법이다. 그러나 평소에 운동을 전혀 하지 않던 사람이 의욕만 앞서서 무리한 계획으로 운동을 과하게 시작하면 오히려 건강을 해치는 경우가 많다.

봄철에는 신진대사 기능이 왕성해지면서 에너지 소모량이 증가하므로 신체에 필요한 영양분이 제대로 공급되지 않으면 졸음이나 피로를 쉽게 느낄 수 있다. 신체의 순환이 원활하도록 물을 자주 마시는 것이 좋다. 제철 채소와 신선한 과일을 많이 섭취하면 피로회복과 면역력 증강에 도움이 된다. 과다한 음주와 흡연은 삼가야 한다.

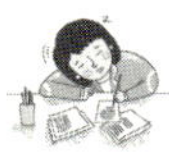

봄철 건강을 지키는 생활 건강법

봄기운에 마음은 들뜨지만, 온몸은 피로하다. 계절이 바뀌면서 몸의 생체리듬이 깨져 생기는 현상이다. 특히 봄에는 공기가 건조하고 일교차가 심하여 인체의 방어 기전이 약화되어 감기를 비롯한 호흡기질환에 걸리기 쉽다. 호흡기질환에 걸리지 않으려면 규칙적인 생활, 적절한 휴식 그리고 충분한 식사가 중요하며 손 씻기와 양치질을 자주 하는 등 개인 위생관리가 중요하다.

봄철이라고 특별한 건강관리 원칙이 있는 것은 아니다. 무엇보다도 평소의 건강관리에 대한 상식을 실천하는 일이 우선이다. 겨우내 굳은 몸에 생기와 활력을 불어넣을 수 있는 봄철 건강을 지키는 생활 건강법을 소개하면 다음과 같다.

① 충분한 수면을 취한다. 봄철 피로를 푸는 데 가장 중요한 것은 숙면이다. 밤잠을 설쳤다면 낮에 10~20분 정도 눈을 붙이면 피로 회복에 도움이 된다. 숙면을 위해 카페인 함유 음료나 알코올 등은 피한다. ② 규칙적으로 생활한다. 매일 운동을 하거나 세 끼 식사를 거르지 않는 등 규칙적으로 생활하는 것이 좋다. ③ 아침저녁으로 맨손체조와 가벼운 스트레칭, 산책 정도의 가벼운 운동으로 긴장된 근육을 풀자. 아침에 일어나 가볍게 몸을 풀면, 하루를 더욱 활기차게 시작할 수 있다. 잠자기 전에도 가벼운 체조를 하면 숙면에 도움이 돼 춘곤증도 예방할 수 있다. ④ 청결을 유지한다. 봄철에는 황사와 건조한 공기로 눈과 호흡기질환이 생기기 쉽다. 평소 손으로 눈을 만지지 말고, 수시로 손을 씻는 습관을 들인다. 물을 충분히 마시는 것도 잊지 않는다. ⑤ 햇볕을 충분히 쬔다. 일조량이 많아지는 봄철에는 햇볕을 충분히 쬐는 것이 건강에 좋다. ⑥ 비타민과 제철 채소를 챙겨 먹는다. 봄철에는 소화기능과 식욕이 떨어지면서 춘곤증이 나타날 수 있다. 과일이나 봄나물에는 비타민과 무기질이 풍부하게 들어 있어 신진대사를 원활하게 해주고, 입맛을 살려주면서 기운을 북돋워준다.

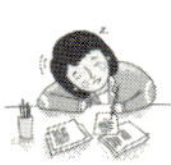

나른한 봄, 춘곤증을 이기는 방법

우리 몸은 계절의 기후 변화에 따라 여러 가지 미묘한 변화의 반응이 나타난다. 춘곤증 또는 춘면증은 봄이 와 무한한 생명력과 생동감을 느껴야 함에도 불구하고 아무런 감흥이 없고 노곤해지면서 매사가 귀찮고 심지어는 밥도 먹기 싫어지는 상태로, 병 아닌 병이다.

이러한 춘곤증은 졸음, 특히 점심식사 후 포만감과 함께 찾아오는 졸음, 식욕부진, 전신의 나른감, 피로, 소화불량, 현기증을 초래하기도 하고 드물게는 불면증, 가슴이 두근거리는 증세를 나타내기도 한다. 춘곤증은 몸에 특별한 이상이 있어서 나타나는 병은 아니며 말 그대로 봄철에 자주 나타나는 증세로 겨우내 운동부족과 영양부족 상태가 계속됨으로써 인체가 변화하는 기후와 자연적 변화에 적응하지 못해 일어나는 현상일 뿐이다.

춘곤증의 원인은 명확히 규명되지 않으나 기온, 습도 등 환경의 변화로 인한 생리적인 반응과 심리적 이완의 경우로 보고 있다. 인간은 봄이 되면 긴장이 풀리면서 정신도 육체도 그 동작이 완만해진다. 신체적으로는 겨우내 움츠려 지내던 신체가 따뜻한 봄을 맞아 갑자기 활동량이 많아지면서 피로감을 느끼게 된다. 겨울철에 비해 신체활동이 왕성하게 되고 각종 대사활동이 활발해짐으로써 에너지 소비가 많아져 쉬이 피로해진다. 영양적으로는 겨울 이후 신선한 야채의 섭취가 줄어들어 비타민, 무기질 결핍증으로 입맛을 잃고 나른해질 수가 있다. 심리적으로는 봄은 개인의 신상변화가 많은 시기로 이에 따른 변화작용을 위한 심리적 억압감으로 스트레스의 축적이 춘곤증의 원인이 될 수 있다.

춘곤증의 가장 흔한 증상은 식후 졸림을 호소하는 식곤증이다. 대부분 아침, 저녁식사 후 보다는 점심식사 후 식곤증에 시달리게 된다. 이는 식사를 하면 위 속의 음식물을 소화시키기 위해 위로 피가 몰리게 되어 뇌로 가는 피의 양이 적어지기 때문이다. 또한 우리 몸의 체온, 호르몬, 기타 신체기능 등은 일정한 주기로 바뀌게 되는데 체온의 경우 점심식사

전후에 야간과 비슷한 상태가 되므로 식사 후 뇌로 가는 피의 양이 적어 나른한데다 생체시계가 야간과 비슷한 상태로 맞춰지기 때문에 졸음이 쏟아지게 되는 것이다.

춘곤증은 적당한 운동, 비타민과 무기질이 풍부한 식품의 섭취, 적절한 업무 계획과 여유 있는 마음가짐으로 극복할 수 있다. 그러나 피로가 너무 오래 지속될 때에는 단순한 춘곤증으로 방심하지 말고 원인을 살펴볼 필요가 있다. 이때는 가까운 병원을 찾아 신체에 이상이 없는지를 확인하는 것이 좋다. 간염, 결핵 등의 전염병이나 빈혈 등의 혈액질환, 당뇨, 갑상선질환 등의 대사 및 내분비계질환, 신경계통질환 등의 유무를 진단하여 질병이 커지는 것을 예방하고 조기치료해야 한다.

춘곤증을 예방하는 생활습관으로는 다음을 들 수 있다. 신진대사를 촉진시키기 위해 온수와 냉수로 교대하여 목욕을 자주하고, 적당한 운동으로 컨디션을 회복하는 것이 도움이 된다. 또한 물을 자주 마셔 노폐물을 빨리 배출시키고 충분한 숙면을 취하는 것도 좋다. 스트레스는 만병의 근원이므로 정신적 스트레스를 해소하는 방안을 찾아야 한다. 과로를 피하고 충분한 휴식을 취하며 규칙적인 생활과 적절한 운동으로 생체리듬을 일정하게 유지하는 것도 중요하다.

춘곤증은 예방식이 큰 도움이 된다. 신진대사가 왕성해진 우리 몸이 필요로 하는 영양분을 충분히 섭취하는 것은 춘곤증을 이기는 가장 좋은 방법이다. 싱싱한 채소와 봄나물로 비타민을 보충하고 고단백질을 섭취하는 것이 좋다. 신맛이 입맛을 돋우므로 봄나물을 초장이나 겨자초 등에 무쳐 먹는 것도 도움이 되며, 봄에 나는 과일은 신맛이 강하므로 이를 충분히 섭취하는 것도 예방과 치료에 중요하다. 춘곤증을 극복하는 방법에는 특별한 묘책은 없다. 평소의 생활 리듬을 지나치지 않고 규칙적으로 갖도록 노력하는 것이 중요하다.

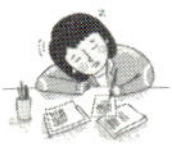

황사! 이렇게 대처하세요

황사는 봄철 중국대륙이 건조해지면서 고비사막과 타클라마칸사막 등 중국과 몽고의 사막지대와 황하 상류지대에서 날아오는 미세한 흙먼지이다. 이 먼지는 회오리바람으로 인해 상공 3~6 km로 솟았다가 때마침 불어오는 초속 30 m 정도의 편서풍을 타고 이동하여 한반도에 도착하게 된다. 황사는 중국 공업화의 빠른 진행에 따라 대기 가운데 다량 방출된 규소, 납, 카드뮴, 알루미늄, 구리 등 중금속의 미세한 입자를 포함하고 있어 인체 및 생태계에 영향을 준다.

황사는 흡연자에 주로 발생하는 만성 기관지염의 증상을 악화시키기도 하며, 호흡기 면역기능이 약하고 폐활량이 적은 노인과 영아에게 폐렴과 같은 호흡기 감염을 쉽게 발생시키기도 한다. 만성 폐쇄성 폐질환자에게는 폐활량을 저하시켜 급성 호흡 부전증을 유발하여 일부 환자는 이로 인하여 사망하는 수도 있으며, 심장질환이 있는 사람은 산소 공급의 부족으로 인하여 협심증이나 심근경색증을 일으키기도 한다. 특히 천식 환자들은 천식 발작의 횟수를 증가시켜 응급실 방문과 입원 횟수가 잦아진다.

건강한 사람도 예외는 아니어서 감기나 급성기관지염의 빈도가 늘어나고 폐활량이 감소되는 증상을 보인다. 호흡기질환 이외에도 눈과 코의 점막을 자극하여 결막염이나 비염 증상 등으로 고생하게 된다.

황사현상으로 인한 눈병, 호흡기질환을 막기 위해서는 황사현상이 예보되면 가급적 외출을 삼가고 또 외출에서 돌아온 뒤에는 반드시 손과 발 등을 깨끗이 씻고 양치를 하는 것이 좋다. 평소에 물을 많이 마시고 외출 시 마스크를 착용하고 가급적 코로 숨을 쉬는 것이 좋다.

황사 대비 건강수칙은 다음과 같다.

1) 천식 등 호흡기질환자, 노약자, 어린이 등 황사 건강취약계층은 가급적 불필요한 야외활동이나 외출을 자제하여야 한다. 외출 시 긴소매 의복, 필요시 보호안경 등을 착용하고, 외출 후에는 반드시 옷을 털고 손씻기 등 개인위생을 철저히 하는 습관을 갖도록 한다.
2) 창문은 꼭 닫고, 실내 습도를 유지한다. 창문은 반드시 꼭 닫고, 방은 걸레로 자주 닦아주고, 집안에 빨래널기 등으로 실내습도는 40~50% 정도 유지하는 것이 좋다.
3) 충분한 수분섭취로 건강을 지킨다. 평소보다 수분을 충분히 보충하기 위해 물이나 차를 자주 마시는 것을 생활화한다.
4) 부득이하게 외출할 때는 다음 사항을 특히 유의한다. 황사 건강취약계층은 황사방지용 마스크를 반드시 착용한다. 천식환자는 기관지확장제를 휴대하며 감기는 천식을 악화시키므로 감기에 걸리지 않도록 주의한다. 황사가 오면 코로 숨을 쉴 경우 먼지를 걸러주므로 입보다 코로 숨을 쉬는 것이 좋다. 콘택트렌즈 착용자는 외출 시 콘택트렌즈 대신에 선글라스나 안경을 착용하도록 하고 외출 후 눈이 따갑거나 이물감을 느낄 때는 인공누액을 점안하여 세척한다.
5) 노상 포장마차 등 야외조리 음식은 황사로 오염가능성이 있으므로 가급적 먹지 않는다. 야채와 과일 등의 식품보관은 뚜껑을 덮거나 지퍼백, 밀폐용기에 보관하며 식품 섭취 시에는 2분간 물에 담근 후 흐르는 물에 30초간 세척한다.

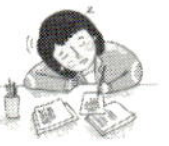

꽃가루에 의한 알레르기성 비염의 예방

알레르기성 비염은 특정물질에 대해 코에 비정상적으로 과민한 반응이 나타나는 질환을 말한다. 알레르기성 비염은 일반적으로 꽃가루가 주원인으로 알려져 있지만 먼지, 곰팡이, 향수, 담배연기, 애완동물의 털 등도 원인이 될 수 있다. 이런 비염이 있는 환자들은 과민한 체질을 가지고 있기 때문에 그 증세가 결막염 형태로 눈에 나타나거나 천식 형태로 기관지 등에 나타날 수 있다. 또 비슷한 식생활습관과 환경에서 생활하고 있는 가족이나 친척 가운데 이런 증세를 갖고 있는 경우가 흔하다.

재채기, 맑은 물 같은 콧물, 코막힘은 알레르기성 비염의 대표적인 3대 증상이며, 이외에 두통을 호소하거나, 눈물을 흘리기도 한다.

특히 봄철에는 꽃가루가 날리기도 하지만 환절기가 되면서 낮과 밤의 기온차가 크고 황사바람 등으로 먼지가 많아지면서 증상이 악화된다.

치료방법은 알레르기 원인을 피하고 환경을 개선하는 것이 최선이다. 치료약으로는 졸리지 않은 항히스타민제와 코에 뿌리는 국소용 스테로이드를 사용하면 증상이 호전된다. 식염수를 코에 뿌려도 일시적으로 효과가 있다.

알레르기 비염 유발물질에 민감하다면 꽃가루가 심하게 날리는 날은 가급적 외출을 피하는 게 좋다. 또 안경을 쓰거나 마스크를 하는 것도 도움이 된다. 꽃가루가 날리는 계절에는 집이나 자동차의 창문을 닫고 냉방기나 공기정화기를 사용하며, 외부에서 꽃가루를 집안에 가지고 들어오지 않도록 집에 들어올 때는 옷을 털고 들어와서는 바로 세수를 하도록 해야 한다.

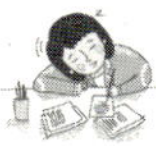

알레르기성 결막염의 예방

봄철은 꽃가루가 날리고 황사가 심해 알레르기성 결막염이 가장 많이 발생한다.

알레르기성 결막염은 꽃가루, 황사, 공기 가운데 오염 물질, 화학 물질, 화장품 등에 노출돼 눈꺼풀과 결막에 알레르기 반응을 나타내는 질환이다. 눈과 눈 주위가 가렵고 시리며, 충혈과 눈물이 나올 수 있다. 눈꺼풀이 붓고 눈의 흰자위인 결막이 부어 부풀어 오르기도 하며 심하면 통증을 호소한다. 대개 양쪽 눈에 같이 온다. 다른 알레르기성 비염 등과 함께 오는 경우가 많기 때문에 콧물, 재채기, 코막힘 등의 증상을 보이기도 한다.

치료방법으로는 가려워도 절대 눈을 비비지 않는 것이 중요하다. 눈을 비비면 결막 부종을 악화시켜 병을 악화시킬 수 있다. 가려움증과 부기를 줄이는데 얼음찜질이 효과적이다. 스테로이드제를 점안하면 충혈과 가려움이 호전된다. 그러나 스테로이드를 장기간 사용할 경우 안압이 올라가 녹내장이나 백내장 등의 합병증을 유발 할 수 있기 때문에 반드시 안과의사의 처방에 따라 사용해야 한다.

가장 중요한 것은 미리 예방하는 방법으로 외출 후 청결은 기본이다. 외출 후 집에 돌아오면 손과 얼굴을 씻고 개인위생에 힘써야 한다. 외출할 때 꽃가루나 황사를 피하거나 보안경을 착용하는 것이 도움이 된다. 눈이 가려울 때 냉찜질을 하면 알레르기의 유발을 억제해 가려운 증상이 완화된다.

환절기마다 알레르기성 결막염을 앓는 경우에는 증상을 예방할 수 있는 안약을 처방받아 미리 사용하는 것도 바람직한 방법이다. 눈물 분비가 적은 경우 악화될 수 있으므로 자주 인공눈물을 넣는 것도 도움이 된다.

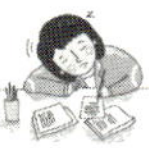

봄철 자외선, 철저히 차단하세요

'봄볕에는 며느리를 내보내고, 가을볕에는 딸을 내보낸다'는 속담이 있고, '봄볕에 타면 보던 님도 못 알아본다'는 말도 있다. 그만큼 봄볕이 그다지 좋지 않다는 뜻이다. 일조량이 가장 적었던 겨울을 지나오면서 피부는 적은 양의 자외선에 익숙해져 색소가 줄어 자외선으로부터 방어력이 떨어진 데다 자외선 지수가 갑자기 높아지기 때문에 피부에 더 해롭게 된다. 또한 봄에는 옷이 점점 얇아지고 포근한 날씨에 외출이 잦아지고 야외 활동을 할 수 있는 낮 시간이 길어져 그만큼 피부가 햇빛에 노출되는 시간도 길어진다.

실제로 6~8월의 여름은 자외선의 강도는 세지만 대기 중에 습도가 함께 높아 피부로 도달하는 자외선의 양은 오히려 적다. 그러나 4~5월 봄철의 자외선은 직접적으로 피부에 닿기에 여름철 자외선보다 훨씬 더 위험해 쉽게 기미, 주근깨, 잡티 등을 발생시키거나 더 진하게 하고 피부 탄력을 저하시키고 피부의 노화를 촉진시킨다.

따라서 봄 자외선은 철저하게 차단하는 것이 중요하다. 효과적으로 자외선을 차단하기 위해서는 자외선 차단제는 외출하기 20~30분 전에 발라야 효과가 있으며 자외선 양이 많은 날에는 2~3시간마다 덧발라주어야 효과를 볼 수 있다. 외출하고 집에 돌아왔을 때는 땀과 먼지 등으로 더러워진 자외선 차단제 성분을 말끔히 제거해야 한다. 긴팔 옷과 챙이 긴 모자나 양산, 선글라스를 활용해 피부 노출을 최대한 줄이고, 수분을 많이 섭취하는 것도 도움이 된다.

2

여름철 건강관리

건강한 여름나기

지구가 자전과 공전이라는 회전운동을 하면서 지구상에는 사계절이 생기며 하루의 일주기가 생긴다. 이러한 현상으로 지구상의 많은 생물들이 그 영향을 받게 되며 인간도 예외일 수 없다.

우리나라의 여름철 기후는 온도와 습도가 높은 게 특징이다. 이런 여름철 기후에는 자칫 체온조절에 장애를 입을 수 있다. 즉 높은 온도와 습도가 겹침으로써 체열발산이 안되어 체내에 열이 축적되는 상태가 된다. 또한 땀을 많이 흘리게 되므로 몸속의 수분과 염분 손실에 의한 생리적 장애를 경험할 수도 있으므로 조심해야 한다. 고온에 의한 신진대사의 증진은 비타민의 소비를 증가시켜 체내에 비타민 부족현상을 초래하여 전신피로와 식욕부진을 유발하기도 한다. 물론 여름철의 식욕부진은 많은 땀을 흘리기 때문에 생길 수가 있는데 땀으로 인한 염분의 손실은 위산분비를 줄이게 되어 식욕을 떨어뜨리는 원인이 된다. 더위로 인한 수면부족도 전신 생리기능의 저하와 건강장해를 일으키는 원인이 된다.

이러한 생리적 현상으로 인한 피로와 체력감퇴, 체중감소 등에 대하여 우리는 통상 '여름을 탄다'라고 말한다. 스스로 여름을 탄다고 느끼는 사람도 많을 것이다. 식욕이 없어지고, 몸무게가 감소하고, 왠지 초조하기도 하고, 늘어지는 것 같기도 하고, 일할 의욕이 감소되는 것이 우리가 보통 말하는 여름을 타는 증상이다. 심한 경우에는 여름철 우울증이라는 진단을 내릴 수도 있다.

여름을 탈 때 이를 극복하기 위해서는 고온의 환경을 피하고, 입맛에 맞는 음식을 찾아 영양보충을 하고, 가벼운 운동을 하고, 충분한 휴식을 취하는 것이 도움이 된다. 균형 있는 식생활과 동물성 단백질과 비타민이 풍부한 과일 등을 충분히 섭취하며, 수시로 소실되는 체내 수분과 염분을 보충하여야 한다. 음식을 섭취할 때는 위생상태를 점검하여야 하며 여름은 다른 어느 계절보다 땀을 많이 흘리기 때문에 몸을 청결히 하여야 한다. 지나친 음주와 흡연은 삼가고 과로를 피하도록 하며 아침식사는 거르지 않도록 한다. 찬 음식은 건강을 해칠 수 있으므로 주의하여야 한다. 여름에는 위장의 기능이 떨어져 있어 냉장된 청량음료나 빙과류, 찬 음식 등을 많이 먹으면 설사나 배탈이 일어나기 쉽고 이러한 상태는 위장질환으로 이어질 수도 있기 때문이다.

충분한 수면과 휴식, 영양 공급 그리고 여유 있는 마음을 가지고 생활하려는 스스로의 노력이 건강한 여름을 지내는 지름길이다. 더위를 피하는 소극적인 방법보다는 여름을 이기려는 적극적인 노력이 필요하다.

폭염이 지속되는 날씨엔 일사병과 열사병 주의

여름철 폭염이 지속되는 날씨엔 일사병과 열사병에 주의를 기울여야 한다.

'더위 먹은 병' 이라고 부르는 일사병은 직사광선을 오래 받아 몸이 체온을 제대로 조절하지 못해 생기는 질환이다. 수분과 전해질 소실에 의해 무력감, 현기증, 심한 두통 증상을 보인다. 체온의 변화가 크지 않은 것이 열사병과 다르다. 일사병이 의심되면 서늘한 곳을 찾아 환자를 눕힌 뒤 옷을 느슨하게 하고 충분한 수분섭취를 해 주어야 한다.

열사병은 지속적인 고온 다습 환경에서 몸의 열을 내보내지 못할 때 발생한다. 무덥고 밀폐된 공간에서 일하거나 운동할 때, 심신 허약자나 노인, 심장병 및 당뇨병 등 만성 질환이 있는 환자들에게서 잘 생긴다. 열사병은 체온조절의 실패로 40도 이상의 고열이 동반된다. 고열로 얼굴이 창백해지고, 식은땀, 탈진 상태를 겪기도 하며 증상이 심할 경우 사망에 이를 수 있다. 환자의 옷을 벗기고 찬물, 얼음이나 알코올로 마사지를 하고 에어컨이나 선풍기 바람을 쏘여 최대한 빨리 환자의 체온을 낮춰 주어야 한다. 응급조치와 함께 신속하게 병원으로 옮기는 게 좋다.

일사병과 열사병을 예방하기 위해서는 여름철 폭염주의보나 폭염경보 등이 발령되면 가급적 외출을 하지 않도록 하고, 불가피하게 외출을 해야 한다면 모자와 선글라스 등을 착용하여 햇볕을 차단해 주어야 한다. 햇볕이 가장 강하게 내리쬐는 오전 11시~오후 2시 사이에는 가급적 야외활동을 피하는 것이 좋다. 실내온도를 적정수준으로 유지해 우리 몸을 여름철 기후에 적응시켜 주는 것도 필요하다. 땀을 많이 흘릴 경우에는 물과 이온음료 등으로 수분 섭취를 충분히 하여야 한다.

폭염 시 건강보호를 위한 9대 건강수칙은 다음과 같다.

① 식사는 가볍게 하고, 충분한 양의 물을 섭취한다.
② 땀을 많이 흘렸을 때는 염분과 미네랄을 보충한다.
③ 헐렁하고 가벼운 옷을 입는다.
④ 무더운 날씨에는 야외활동을 삼가며 햇볕을 차단한다.
⑤ 가급적 실내에서 활동하며 냉방기기를 적절히 사용하여 실내온도를 적정수준(26~28℃)으로 유지한다.
⑥ 자신의 건강상태를 살피며 활동의 강도를 조절한다.
⑦ 주변 사람의 건강을 살핀다.
⑧ 주정차된 차에 어린이나 동물을 혼자 두지 않는다.
⑨ 응급환자가 발생하면 119나 1339에 전화 후 응급처치를 취한다.

햇볕에 의한 피해를 막으려면

태양광선의 대부분을 차지하는 가시광선은 우리 몸에 별 영향을 미치지 않으나 자외선은 피부에 화상을 유발하거나, 피부를 검게 만들고, 장기적으로는 피부 노화를 촉진하거나, 피부암의 발생을 초래하는 등의 많은 해로운 작용을 하고 있다. 따라서 맨 피부를 강렬한 태양에 노출시켜 피부를 태우는 것은 바람직하다고 할 수 없으며 오히려 피부를 태양광선으로부터 보호하려고 노력하여야 한다.

햇볕이 피부에 닿으면 즉시 나타나는 반응으로 일광화상과 그을림이 나타나는데 햇볕 속의 자외선이 주된 역할을 한다. 일광화상은 여름 해변에서 1~2시간 이상 태양광선에 노출되거나 갑자기 다량의 햇볕에 노출되었을 때 발생한다. 경한 화상일 경우 피부가 붉게만 되는데 광선에 노출 후 수 시간 내에 나타나고, 심한 경우 수포와 부종까지도 형성할 수 있으며 작열감과 동통이 아주 심해 수면장애를 일으키기도 한다. 이러한 증상들은 대개 2~3일이 지나면 표피탈락과 함께 소실된다. 치료로는 경한 경우 칼라민로션 정도로 증상이 소실되나 냉우유 찜질도 도움이 된다. 심한 경우 피부과 전문의와 상의하여야 하는데 스테로이드 제재의 도포가 도움이 되며 전신증상이 나타나는 경우 경구로 약물을 투여해야 한다. 햇볕에 의한 그을림은 피부색이 갈색 내지는 흑갈색으로 변화하는 현상으로 처음에는 피부의 표피층에 있는 멜라닌색소가 햇볕을 받아 산화되므로 색깔이 짙어져서 일어난다. 이후에는 멜라닌색소를 만드는 세포의 수가 늘어나고 크기가 커져 많은 양의 색소 때문에 그을음이 지속된다. 7일 정도 지나면 피부가 가장 검어지게 된다. 최근 들어 검게 그을린 피부를 건강의 상징으로 생각하여 해변이나 미용실에서 피부를 검게 태우는 경우가 많은데, 이것은 건강상 좋다고 할 수 없다.

햇볕이 피부에 닿아 오랜 기간에 걸쳐 나타나는 지연반응에는 피부의 노화, 일광각화증, 피부암 등이 있다. 자외선은 피부의 노화를 촉진하는데, 실제로 노인에게서 햇볕에 노출이 많은 부위의 피부가 비노출 부위의 피부에 비해 주름살이 많고 탄력이 적은 것도 자외선 때문이고, 태양광선에 장기간 노출된 부위에 발생하는 기미, 주근깨, 검버섯 등에도 자외선이 중요한 역할을 한다. 대부분의 피부암은 장기간 햇볕에 노출된 부위에 잘 생기며 햇볕에 의한 손상과 밀접한 관계가 있다.

햇볕에 의한 피해를 막으려면 다음과 같은 방법들이 도움이 된다.

① 오전 10시부터 오후 2시까지 햇볕이 강한 시간에는 직접적인 노출을 삼간다. ② 피부가 자외선에 직접 노출되지 않도록 모자를 쓰거나 긴팔 옷 등을 입는다. 파라솔을 이용하는 것도 좋다. ③ 햇볕의 반사가 심한 물가, 모래밭, 빌딩벽, 타일이 깔린 장소에 오래 머물지 않는다. ④ 서서히 피부를 그을려 더 이상의 햇볕에 의한 손상을 미리 막는다. ⑤ 노출된 피부에는 자외선 차단제를 발라 자외선의 침투를 막도록 한다. 그러나 일광차단제도 완벽한 것이 아니라는 점에 주의를 해야 한다.

고온노출에 의한 열사병

열사병은 인체가 급격히 고온에 노출되어 발생되는 열손상 중 가장 심한 형태이다. 열사병은 고온 다습한 환경에서 격심한 육체노동을 할 때 생기는 중추성 체온조절 기능장애로 땀의 증발에 의한 체온의 발산에 장애가 생겨 체내에 열이 축적되고 뇌의 온도가 상승하여 일어난다.

사망률 70% 이상의 초응급의 치료를 요하는 질환으로 노인이나 어린이, 심혈관 질환을 가진 사람에게서 많이 발생하고 약물을 복용하고 있거나 땀이 잘 안 나는 사람, 만성질환을 가진 사람에게서 발생하기 쉽다. 또한 심하게 운동을 하거나 일을 하는 젊은 사람에게서도 발생한다. 예를 들면 농부, 훈련 중인 신병, 축구선수, 장거리선수, 보일러공, 주물공장 등에서 일하는 사람의 경우이다.

두통, 현기증, 귀울림, 졸림 등을 호소하고 직장체온이 상승하면 급작스럽게 실신, 의식의 혼미 또는 소실이 나타나며 종종 경련발작을 일으키기도 한다. 피부는 땀이 나지 않아 건조할 때가 많다.

치료를 하지 않으면 100% 사망한다. 치료는 체온을 급격히 떨치고 수액을 보충하는 것이다. 체온을 시급히 하강시키기 위해서는 얼음물에 담그거나 이 같은 조치가 불가능할 경우에는 찬물로 닦으면서 선풍기를 사용하여 강제증발을 시켜야 한다. 이와 같은 환자가 발생할 때 응급조치 요령은 다음과 같다. ① 환자를 신속히 서늘한 장소로 옮기는 것이 제일 먼저 해야 할 일이다. ② 입고 있는 옷을 벗겨 준다. ③ 숨을 잘 쉴 수 있도록 목을 뒤로 제쳐 준다. ④ 체온을 식혀 준다.

오존의 인체 영향 및 오존주의보의 의미

연료가 산화되어 에너지를 얻는 과정에서 발생되는 배기가스는 대기중에 배출되어 대기오염을 일으키게 된다. 이때 대기를 오염시키는 물질 중에서 직접 대기로 버려지는 것을 1차 오염물질이라 하고, 일단 배출된 오염물질이 외부의 여러 영향으로 합성 분해되어 형성되는 물질을 2차 오염물질이라 한다. 이때 태양에너지 중 자외선에 의해 이산화질소와 유기물질, 탄화수소가 오존, 알데히드, 케톤, PAN 등의 상이한 물질을 형성하여 대기를 오염시키기도 한다. 특히 오존은 대기성분 간의 화학반응에 의해 2단계로 스모그를 형성한다.

오존주의보는 오존 농도가 일정수준으로 높은, 대기 가운데 농도가 1시간 평균농도를 기준으로 해당지역 내 1개 측정소라도 0.12 ppm을 초과할 때 발령되며 0.3 ppm을 초과하면 오존경보가 발령된다. 오존은 광

화학스모그 물질 중 대표적인 것으로 오존 농도가 높다는 것은 광화학스모그에 관계되는 탄화수소나 유기부유물질 등의 오염물질의 오염도가 높다는 것을 의미한다.

오존 문제는 오염관리대책에 의해 쉽게 개선되기 어렵다. 오존의 경우 원인물질의 주요 배출원이 자동차와 주유소, 페인트 등의 용제 사용시설로 문제의 심각성은 자동차의 급증에 있다. 자동차의 증가에 따라 교통체증은 빈번히 일어나며 주유소도 증가하고 있기 때문이다. 자동차라는 '굴러다니는 굴뚝들'이 주로 한낮에 공기를 두고 벌이는 전쟁이 오존주의보이다.

오존은 호흡기나 코를 자극하는 냄새가 특징이며 농도가 높아지면 불쾌감, 기침, 두통, 피로감, 숨 막힘 증상을 유발할 수 있고 호흡기 감염에 대한 감수성을 높여 주기도 한다. 오존의 독성효과는 실험동물에서 폐기종이나 폐섬유화증 같은 기질적 변화가 관찰되고 장기 폭로될 때 조기노화현상, 폐암 등의 발생이 실험적으로 증명되어 있다. 따라서 규제대책을 강구하면서 대기오염측정망에 의한 측정을 지속하여 내용을 즉각 알릴 수 있도록 하여야 한다. 오존주의보가 발령되면 불필요한 자동차 사용을 자제하고 대중교통시설을 이용하며 노약자는 외출을 자제하고, 노약자나 유아 그리고 환자의 실외활동을 중지시키는 것이 중요하다.

냉방병의 예방

냉방병은 지나치게 차가운 환경에 오랫동안 노출될 때 신체조절기능의 부조화로 발생한다. 여러 증상이 나타날 수 있는데, 호흡기 증상으로는 감기에 자주 걸리고 또한 감기에 한 번 걸리면 잘 낫지를 않으며 목이 답답하다고 호소하는 경우가 흔하다. 전신증상으로는 쉽게 피로해지고 두통이 흔하며 어깨, 팔다리가 무겁고 허리가 아픈가 하면 몸에 한기를 느끼기도 한다. 위장장애로는 소화불량과 하복부 불쾌감, 더 나아가서는 설사 등을 들 수 있으며, 여성의 경우 생리가 불규칙해지고 생리통이 심해지기도 한다. 냉방병에 약한 사람은 기존질환을 지니고 있는 만성병 환자로, 특히 심폐기능 이상 환자, 관절염환자, 노약자와 허약자, 당뇨병 환자 등이다.

냉방병은 조금만 관심을 가지고 생활하면 얼마든지 예방이 가능하다. 냉방기를 너무 오랜 시간 가동하지 말고 적어도 1시간에 한 번 정도 실내 공기를 환기시켜 주어야 하며, 실내외 온도차를 5~8℃ 정도로 유지하는 것이 좋다. 바깥공기를 틈틈이 쐬는 것도 좋은 방법이다. 찬바람이 몸에 직접 닿지 않게 하고 얇은 옷이나 소매가 있는 옷을 입는 것이 좋으며, 땀에 젖은 옷은 바로 갈아입어야 한다. 너무 과로하지 말고 충분한 수면과 영양섭취를 하여야 한다.

자동차에서 오랜 시간 에어컨을 틀게 되는 경우 냉기가 인체에 바로 오지 않도록 분출구를 조절해야 한다. 차 안의 공기는 재환류 시키는 것보다 대기오염 상태가 심하지 않다면 외부공기를 받아들이게 하는 것이 좋으며, 틈틈이 자연환기를 시키는 것이 좋다.

여름철 눈병 – 유행성 각결막염의 예방

무더운 여름이 되면 찾아오는 불청객이 있다. 속칭 아폴로 눈병이라고들 오인하는 유행성 각결막염이 바로 그것이다. 이 병은 여름에만 나타나고 자취를 감추는 것이 아니고 계절마다 소규모이기는 하나 산발적으로 끊이지 않고 유행한다. 특히 여름철에는 대부분 수영장을 매개체로 하여 감염되고, 감염된 환자와 같은 수건이나 세면기를 함께 사용한 경우 등과 같이 오염된 부위와의 접촉을 통해 감염되어 하절기에 발생하는 결막염의 주종을 이루고 있다.

눈의 심한 충혈과 함께 눈곱, 눈물, 안통 등을 주증상으로 하며 강한 전염성을 가진 이 질환은 바이러스가 원인이 되어 발병한다. 대개 청장년기에 호발하나 어느 연령층에서도 발병할 수 있으며, 증상은 눈물, 이물감, 귀앞 임파선비대와 동통, 안통, 눈부심, 눈꺼풀부종, 결막충혈 및 부종, 결막하출혈 등이 관찰되거나 나타난다. 세균이 겹쳐 감염되는 경우가 많기 때문에 심해지기 전에 빨리 전문의를 찾아야 한다. 심한 경우에는 감기에 걸린 것처럼 전신적으로 발열, 피로감, 구토, 설사 및 근육통도 동반되는 경우가 있다. 대개 발병 후 1주일간은 점점 증상이 심해지며 이때가 감염력이 가장 강한 시기이다. 아무리 조심해도 환자의 절반 이상이 다른 쪽 눈에까지 옮겨져 결국은 두 눈을 앓는 고생을 겪는 수가 많은데 대부분 처음 감염된 눈이 훨씬 심한 증상을 보인다.

유행하는 바이러스형에 따라 조금씩 다르지만 대개는 2~3주가 지나면 치유된다. 치료는 특별한 원인치료 없이 대증요법으로 자연 치유되나 세균의 2차 감염을 예방하기 위해 항생제 안약을 사용한다. 인터페론 등의 항바이러스 제재가 치료에 사용되기도 하나 임상적으로 뚜렷한 효과는 아직 미지수이다.

이 병은 워낙 전염력이 강하기 때문에 집안이나 학교 또는 주위에 이런 환자가 있으면 접촉을 피하고 수건이나 대야 등을 따로 써서 옮기지 않도록 예방하는 것이 중요하다. 또 수영장에 갈 때는 사람이 많은 곳은 이용자의 입장에서 피해야 한다. 수영 후에는 맑은 물로 온몸과 손을 씻고, 눈을 씻는 것이 좋으나 눈이 거북하다고 손으로 비비는 것은 금물이다. 그 밖에도 음식점 등에서 주는 물수건 등을 함부로 쓰지 말아야 한다. 이 바이러스는 열에 약하기 때문에 환자가 만진 물건이 끓일 수 있는 것이라면 끓여서 소독하는 것이 좋다. 항상 손을 깨끗이 닦아 청결을 유지함으로써 바이러스의 침입을 막는 것이 평범하지만 확실한 예방법이다.

대표적인 귓병, 외이도염의 예방

외이도염은 귀의 입구에서 고막에 이르는 길에 염증이 생기는 것을 말한다. 여름철에 특히 풀장에서 수영을 한 후 잘 생기기 때문에 '풀병' 또는 'swimmer's ear'라는 별칭이 있다.

정상적인 상태에서 외이도는 염증에 대한 방어 장치가 있는데, 외이도는 pH 6.0 정도의 산성 보호막이 있어 균의 증식을 억제한다. 또 외이도의 피부는 지속적인 탈피와 귀지가 자연적으로 외이도 바깥쪽으로 움직여 나감으로써 일종의 자연 세척 능력을 갖고 있다.

그러나 피부의 손상, 대기 중의 습도 증가, 세균의 침입 그리고 목욕이나 수영에 의한 습기의 유입으로 염증 유발이 쉽다. 수영장과 같이 오염된 물에 계속적으로 노출되면 외이도 피부의 보호막 역할을 하는 지방이 제거되면서 세균이 쉽게 피지선으로 침입할 수 있게 돼 염증을 일으키기 때문이다. 따라서 수영 후 특히 면봉으로 귀를 후비는 것은 외이도에 불필요한 자극을 가해 염증이 생길 수 있으므로 삼가야 한다.

외이도 피부에 염증이 생기게 되면 귀에서 분비물이 나오고 심한 이통을 호소하게 되는데, 이러한 외이도염은 여름철 수영장에 다녀와서 우리가 가장 흔하게 이비인후과를 찾게 되는 원인이 된다.

외이도염은 원인에 따라 세균성 외에도 진균성 및 바이러스성이 있다. 이중 흔히 걸리는 것이 세균성 외이도염인데, 주증상은 귓바퀴를 만질 때 발생하는 통증이다. 대부분의 경우 항생제를 복용하고 외이도를 깨끗이 청소하는 적절한 치료를 받으면 바로 좋아진다.

가려움증은 외이도염의 가장 흔한 증상으로 가려워 긁다 보면 상처가 나고 염증이 심해져 증세를 더욱 악화시킬 수 있다. 따라서 수영을 한 후 외이도에 통증과 가려움증이 있으면 바로 전문의의 치료를 받도록 해야 한다.

하절기 급성 소화기 감염병의 예방

오늘날 우리는 고도의 사회적 발전 속에서 각종 문명의 이기와 문화시설의 혜택으로 과거에 비해 월등히 풍요롭고 편리한 문화적 생활을 누리고 있다. 이런 가운데 사람들은 더 높은 수준의 행복한 삶을 오래오래 누릴 수 있기를 열망한다. 그런데 이러한 행복한 삶과 장수를 위한 제일의 기본요건이 되는 것이 건강이며, 건강을 위한 첫걸음은 각자의 위생관리를 통한 건강수준의 향상이다.

감염병은 비전염성 질환과는 달리 병을 일으키는 병원체가 대부분 분명히 알려져 있고 대부분 짧은 잠복기를 가지며 치료방법이 개발되어 제때에 치료할 경우 원래의 건강상태를 회복할 수 있다는 특징이 있다. 이중에서 소화기 전염병은 환자, 보균자 또는 숙주 동물의 분뇨를 통해 배출된 병원성 미생물이 식품, 음료수, 우유 등을 매개체로 하여 숙주의 소화기계에 침입하여 감염을 일으키는 질병으로 장티푸스, 콜레라, 세균성이질, A형간염 등이 대표적인 질환으로 간주된다. 소화기 전염병은 그 매개체가 무엇이냐에 따라 수인성, 식품매개 및 우유매개 전염병 등으로 구분된다.

우리나라의 여름은 고온 다습하여 각종 세균의 번식이 용이한 시기로 더운 여름철은 각종 식품매개성, 수인성 전염병의 유행이 우려되는 시기이다. 우리나라에서 주로 관심을 가져야 하는 여름철 급성 소화기질환은 식중독, 콜레라, 장티푸스와 상대적으로 발생빈도가 적지만 장티푸스와 전염경로가 유사한 파라티푸스, 세균성이질, 아메바성이질 등의 수인성 전염병과 오염된 어패류를 생식하여 발생할 수 있는 비브리오패혈증 등이 대표적이다.

이론적으로 음식과 물을 매개로 하는 질병예방은 식품의 보관 관리와 주위 환경을 위생적으로 관리하는 환경 위생에 주력하고, 환자나 보균자가 발견되면 철저하게 치료하며, 저항력을 갖지 못한 사람들에게 예방접종을 실시하여 질병에 대한 저항력을 높이는 것이다. 이 가운데 식품의 보관 관리와 주위 환경의 위생적 관리가 가장 중요한데, 그러기 위해서는 환경 위생에 힘쓰고 음식을 먹을 때 손을 깨끗이 하는 습관을 기르는 것이 필요하다.

예방을 위하여 지켜야 할 위생수칙으로는 다음과 같은 것들이 있다.

① 반드시 끓인 음식물을 섭취하고 날 음식은 삼간다. 집단으로 많은 사람들이 음식을 섭취할 때는 되도록 과자나 과일 등으로 대체한다.

② 손을 깨끗이 하는 등 개인 청결에 주의한다.

③ 조리기구는 자주 소독하고 청결히 사용한다.

④ 음식물은 오래 보관하지 않는다.

식중독의 예방

일반적으로 식중독이란 오염된 식품섭취로 생기는 구토, 설사, 복통 등을 주증상으로 하는 소화기계통의 급성증후군을 일컫는 말이다. 원인으로는 세균, 바이러스, 기생충 등이 관여하며 독버섯, 복어 같은 식물성 또는 동물성 식품과 화학물질까지도 식품매개질환을 일으킨다. 발생은 지역사회의 생활양식, 음식물 섭취에 따라 그 양상이 다르며 언제, 어디서나 발생할 가능성이 있고 개인적 발병으로부터 집단적 발병까지 가능하다.

우리나라는 공동급식, 해산물의 용이한 공급, 육류 및 우유 소비량 증가, 패스트푸드의 보편화 등과 같은 식생활 문화의 변화로 인하여 식중독의 원인도 점차 다양화, 집단화, 서구화되고 있다.

식중독은 대개 동일한 음식을 섭취하고 유사한 질환이 2명 이상에서 동시에 발생하였을 경우에는 쉽게 인지할 수 있다. 그러나 단독발생의 경우에는 특정한 음식물과 분명한 연관성을 가지거나 혹은 전형적인 임상증상을 가진 경우를 제외하면 쉽게 증명되지 않는다. 따라서 원인이 되는 음식물이나 세균, 혹은 이들이 내는 독소가 발견되지 않았을 때는 의심되는 음식물의 성질이나 세균의 잠복기, 임상증상 등으로 진단을 유출하게 된다.

식중독을 후진성 질병이라고 표현하는 이유는 식생활에 대한 계몽 부족과 부주의에 의해서 일어나는 질병으로 간주되기 때문이다. 따라서 식중독 발생빈도는 식문화의 척도가 된다.

가벼운 식중독은 대개 1~2일 정도의 구토, 설사, 두통, 오한 등을 일으키다 사라지나 심할 경우에는 탈수, 패혈증을 일으킬 수 있으며 의식장애, 호흡장애를 가져올 수 있다. 따라서 어린아이, 노인 및 다른 질환을 앓고 있는 환자의 경우는 치명적인 악화를 가져올 수 있으므로 즉시 의사의 치료를 받아야 한다. 또한 의사와 상의 없이 지사제나 항생제를 남용하는 것은 질병결과를 더 악화시키거나 합병증을 초래할 수 있으므로 환자 임의로 약물을 투여하는 것은 삼가야 한다.

식중독은 식품에 병원성 세균이 오염되어 이들이 번식되어 일어나는 현상으로 주변 환경의 청결유지, 위생적 식생활태도에 따라 예방될 수 있다. 이를 위해서는 다음과 같은 사항의 실천이나 인식이 무엇보다도 필요하다.

① 물은 항상 끓여 마실 것

② 식기류, 도마, 칼, 행주 등은 물에 끓이거나 살균, 소독제를 사용하여 항상 위생적으로 다룰 것

③ 외관, 냄새 등으로 신선도에 의심이 가는 식품은 사용치 않고 항상 신선한 재료로 위생적으로 처리할 것

④ 해충은 병원체를 지니거나 전파할 염려가 있으므로 이를 구제하고 조리실의 출입을 막을 것

⑤ 조리 전에 손을 소독, 세정하는 습관을 붙일 것

⑥ 냉장고에서 세균은 잠시 증식을 멈출 뿐 죽는 것은 아니므로 냉장고 음식을 과신하지 말 것

⑦ 세균이 번식할 우려가 있거나 조리 후 먹을 때까지 시간이 걸리는 식품류는 냉장고에 보관할 것

⑧ 가열하여도 되는 식품은 미리 가열한 후 먹을 것

⑨ 생선류는 아가미, 내장 등을 제거하고 충분히 세척한 후 저온상태에서 보존할 것

⑩ 여름에는 어패류를 날로 먹지 말고 충분히 조리해서 먹을 것

세균성이질의 예방

세균성이질은 세계 어디에서나 발생되지만 대부분 위생상태가 좋지 않은 후진국에서 발생된다. 이 질환이 선진국에서도 장티푸스처럼 쉽게 감소하지 않는 것은 소수의 세균으로도 감염이 성립되기 때문인데, 이는 매개체 내의 증식 없이 환자나 보균자의 손에 묻어 있는 세균만으로도 전파가 가능하며 이와 같은 접촉감염이 주된 전파경로이다. 따라서 탁아소나 요양소 같은 집단생활을 하는 곳의 어린이 또는 환자 주변에 있는

사람들이나 가족들이 잘 감염된다. 선진국에서의 흔한 전파경로는 양변기에 묻어 있는 균 또는 용변 후에 사용하는 휴지를 통해 손에 묻은 균에 의해서 또는 화장실 문에 달린 손잡이를 통해 이루어지기도 한다. 세균성 이질을 일으키는 균의 종에 따라 유행계절이 다르게 나타나는데 우리나라에서 대부분을 차지하는 종은 계절과의 관련성이 뚜렷하지 않다.

세균성이질은 전파력이 강하고 10~100개 정도의 비교적 소수의 세균만으로 감염이 성립되는데 체내에 들어간 균은 장관에서 번식하면서 장독소를 내어 수분과 전해질을 밖으로 유출시켜 설사를 유발하고 장내 상피세포를 침범하여 혈변, 점액변 등의 전형적인 이질 증상을 나타낸다. 진단은 증상과 대변배양검사에서 균을 동정함으로써 이루어진다. 치료는 탈수가 심하지 않으면 경구적으로 물을 마시도록 하고, 물을 마시지 못하는 환자에서는 탈수량을 감안하여 정맥주사로 보충하는 것이다. 심한 경우 항균제를 투여한다.

세균성이질은 확산 속도가 빨라 조기 예방대책이 강구되고 급성 이환기 동안 환자의 격리가 필요함으로 1군 법정 감염병으로 지정되어 있다. 예방법으로는 음식이나 물로 매개되는 전염병의 공통되는 예방법, 즉 환경위생, 개인위생의 개선과 보건교육이 우선이다. 배변 후나 음식을 조리하기 전에 손을 비누로 깨끗이 씻는 것을 습관화하여야 한다. 또한 단체급식에서 날음식과 조리식품 간의 분리, 권장온도에서의 보존 등의 안전수칙을 지키는 것도 중요하다.

일본뇌염, 비브리오패혈증의 예방

질병예보제는 질병의 발생이 예견되거나 질병의 확산이 염려될 때 국민에게 주의를 환기시키고 예방대책의 강화를 위해서 발령하는 사전 예방조치의 일종이다. 질병예보제로 대표적인 질환은 일본뇌염과 비브리오패혈증이다.

일본뇌염은 일본뇌염 바이러스에 의해서 발생하는 급성질환으로 환자가 급속하게 감소하고 있지만, 아직 뇌염환자가 발생할 가능성은 충분히 있으며 더구나 한번 걸리기만 하면 사망률이 높고 또 생존한다고 해도 상당수에서 심각한 후유증을 남기므로 아직 우리에게 위협적인 질환이다. 일본뇌염의 매개체는 작은빨간집모기로 바이러스를 가진 모기에게 사람이 물렸을 때 감염되고 환자에게서 직접 전염되지는 않는다. 증상은 갑자기 고열이 나며 두통, 경련, 경부 강직 등의 중추신경계 증상이 나타나고 의식이 혼탁되거나 소실된다. 치료는 특수치료법은 없고 대증요법으로 치료한다. 일본뇌염의 발병은 7월 말부터 10월까지 지속되는데 9월 초순에 환자가 가장 많이 발생하는 것으로 알려져 있다. 일본뇌염의 이상적이고 완벽한 예방은 매개체인 모기의 박멸인데 이는 현실적으로 거의 불가능하고, 모기에 물리지 않도록 조심하는 것이 최선이다. 18세 이하의 소아는 7월 이전에 가급적 예방접종을 하는 것이 바람직하다.

일본뇌염 예보제는 전국적으로 일본뇌염을 옮기는 작은빨간집모기의 채집, 일본뇌염 바이러스를 증폭하는 돼지의 감염률 조사, 작은빨간집모기가 일본뇌염 바이러스에 감염되었는지 여부를 조사하여 실시된다. 작은빨간집모기가 처음 발견되면 일본뇌염주의보를 발령하고 모기에서 뇌염 바이러스가 분리되거나, 모기 중에서 작은빨간집모기가 절반이 넘는 경우, 일본뇌염에 감염된 돼지가 절반을 넘는 경우에는 뇌염경보를 발령한다.

비브리오패혈증은 세균에 오염된 어패류를 먹은 후 24시간 내에 갑자기 오한, 발열, 피로감, 근육통, 의식혼탁 등 전신증상이 나타나고 발병 36시간 내에 사지에 출혈, 수포형성 및 궤양 등의 피부 병소를 볼 수 있는, 치사율이 40~50%나 되는 매우 위험한 질환이다. 비브리오패혈증은 평소에 간질환이 있거나 면역력이 떨어진 사람, 알코올중독 등이 있는 사람에게서 나타나는데 대개 7~9월경 바닷물이 따뜻해지는 계절에 서남해 해안지방에서 보고되고 있다. 비브리오패혈증은 술을 좋아하는 사람에게는 주의를 요한다. 술을 좋아하는 사람 가운데 자신의 주량만 믿고 간이 나빠진 것을 간과하는 경우가 많기 때문이다. 대부분의 간 질환은 상태가 매우 악화될 때까지 스스로 느낄 수 있는 자각증상이 나타나지 않으므로 이들은 자신의 간에 대한 건강여부를 소홀히 한다고 볼 수 있다. 또한 이와 같이 나쁜 애주가들이 비브리오 세균의 오염원인 회나 산낙지, 굴, 조개, 낙지, 피고막, 바지락, 새우 등의 해산물을 안주감으로 즐기는 경우가 많기 때문이다. 따라서 술과 나쁜 간, 감염된 회 등 세 가지 요소가 함께 갖추어질 때 비브리오패혈증에 걸릴 위험성이 크다. 여름철에는 간질환이 있거나 음주병력이 있는 사람은 절대 날 해산물을 먹지 않도록 해야 한다.

비브리오패혈증 예보제는 바닷가의 개펄과 어판장의 어패류를 수거하여 균 분리 검사를 하고 균이 발견되면 국민들에게 어패류의 생식을 주의해 줄 것을 당부하는 주의보를 내리는 것이다.

말라리아의 예방은 모기를 차단하는 것이 가장 중요

학질, 초학, 하루거리, 고금, 도적질, 자라병 등의 여러 가지 속명을 가지고 있는 말라리아는 과거에는 많은 환자가 발생하였으나 1970년대 이후 거의 소멸하여 1995년까지만 해도 국내 토착화 가능성은 없다고 하여 발생지역을 여행한 사람이 감염된 다음에 귀국하여 볼 수 있는 수입 전염병(imported communicable disease)으로 간주되었다.

그러나 근래에 들어 말라리아 환자가 다시 증가하고 있다. 제3군 법정 감염병인 말라리아가 다시 발생한 원인은 여러 가지로 추정할 수 있지만 일부는 최근 한반도에 영향을 미치는 엘니뇨현상과 이상고온의 영향으로 간주하고 있으며 일부는 북한에서 감염된 모기의 유입 때문으로 추정하고 있다. 휴전선을 경계로 하여 경기도와 강원도 지역에서 많은 환자가 발생하고 있는데, 홍수피해로 인한 침습과 기후변화, 북한의 경제사정으로 인한 감염모기의 남하가 원인이라는 것이다.

말라리아는 적혈구나 간세포 내에 단세포 기생충이 존재함으로써 발생하는 질병이다. 사람에게 발생하는 말라리아에는 네 종류가 있는데, 가장 증상이 심하고 치사율이 높은 것은 열대지역에서 발생하는 열대열 말라리아이고 우리나라에서 유행하는 것은 삼일열 말라리아로 중국얼룩날개 모기(Anopheles)를 통해 전파된다. 말라리아는 감염형의 말라리아 원충이 들어 있는 암모기의 타액이 사람의 몸에 들어옴으로써 감염되고 이 원충은 인체 안에서 여러 단계를 거쳐 변형하며 적혈구를 파괴한다. 말라리아에 걸린 사람의 피를 흡혈한 모기는 다시 말라리아 원충을 가지게 된다. 이러한 정상적인 방법 이외에도 수혈이나 주사로 전파되는 경우도 있다. 감염된 모기에 물린 때로부터 발열될 때까지의 기간, 즉 잠복기는 삼일열 말라리아의 경우 8일에서 27일까지 걸리나 오래 끄는 잠복기 또는 연장된 잠복기인 경우에는 길게는 9개월에서 1년까지 갈 수도 있다. 남부지역에서 발생 보고된 환자의 대부분은 중부지역에서의 군 생활 후 전역한 사람으로, 이는 이러한 잠복기 때문에 나타난 결과이며 봄철이나 그 이후 환자가 발생하는 것도 이러한 결과이다.

증상은 처음에는 두통, 피로, 구역 등이 발열과 함께 수일간 계속되지만 이는 초기열로 말라리아에 특이한 열 발작은 아니다. 말라리아의 발열은 돌발적인 오한으로 시작되어 나타난다. 떨리는 기간이 반시간에서 두 시간 지속되며 이때 체온이 40도 이상 상승하여 수 시간 지속된다. 심한 두통과 구토 그리고 갈증이 생기다가 체온이 급격하게 떨어지고 땀이 두 시간 이상 지속적으로 나면서 환자는 한잠 푹 자게 되며 잠이 깨면 기분도 상쾌하고 자신도 이상을 느끼지 못한다. 발작은 삼일열 말라리아의 경우 48시간마다 발작이 비슷한 간격을 두고 일어나는데 초기발작이 있은 후 2주 후에 짧은 재발작이 약 2개월간 일어난다. 그러나 적절하게 치료하면 재발 없이 완전 치유될 수 있다.

예방을 위해서는 모기를 차단하는 것이 가장 중요하다. 발생지역에서는 말라리아가 없어질 때까지 살충제를 전 지역에 뿌리고 산란 장소를 없애도록 하여야 하며 축사 등을 방역 소독하여야 한다. 야간근무자의 복장은 긴 소매, 긴 바지, 양말을 착용하여 노출을 적게 하고 신체노출부위는 바르는 모기약을 2시간 간격으로 바르며 퍼머스린 복합제제로 처리한 근무복을 착용하도록 한다. 발생지역에서는 집의 벽과 모기가 쉴 만한 물체의 표면에 잔류효과가 있는 살충제를 뿌리고 모기가 방에 들어오지 못하도록 하며 잔류분무 처리한 모기장을 사용하도록 권장하여야 한다.

유행지역을 여행하거나 유행지역에서 근무하는 등 감염위험이 있는 사람은 예방약을 복용해야 하나 방역약제 내성인 모기의 출현과 예방약제 내성인 원충의 출현으로 100% 완전한 예방법이 되지는 못한다.

벌레에 의한 피부염

여름철은 노출의 계절일 뿐 아니라 고온 다습한 기후로 많은 벌레들의 번식과 활동이 활발한 시기이기도 하다. 이로 인해 벌레에 물리거나 쏘이는 경우가 많은데 주로 모기, 개미, 벌 등에 의한 것이다. 여름철에 자주 발생하는 벌레에 의한 피부염에는 모기 같은 곤충에 물리는 곤충자상, 독나방 가루나 딱정벌레의 분비물이 묻어서 생기는 접촉성 피부염, 벌에 쏘이는 것 등 여러 가지 형태가 있다.

벌레에 물리거나 쏘인 부위의 피부에는 갑작스런 통증과 함께 피부에 흰색의 단단한 융기가 나타나는데, 때로는 벌레에 쏘인 부분 이외의 피부에 두드러기 등이 발생할 수도 있다. 이런 경우에는 심한 과민반응이 올 수도 있으므로 주의하여야 한다. 또한 한꺼번에 많이 물린 경우는 발열, 관절통, 두통, 권태감 등이 나타날 수 있고 심한 경우에는 사망하기도 한다.

벌레에 물린 부위에 얼음을 대주면 증상을 줄일 수 있고 독소의 흡수나 화학적 반응을 감소시킬 수 있다. 또한 심한 염증과 가려움증이 있는 경우에는 스테로이드 연고나 항히스타민제가 도움이 된다. 물린 부위가 심하게 부어오르더라도 대부분의 경우에 심각한 장애는 유발되지 않으나 피부를 긁거나 잘못된 민간요법으로 2차 감염 등의 합병증을 일으키는 경우가 많으므로 대증요법으로 증상을 완화시켜 주는 것이 좋다. 벌레가 피부에 잘 붙는 요인은 과다한 땀 분비, 습기, 고온 등이므로 개인위생을 청결히 하고 벌레의 접근을 막기 위해 방충제를 사용하면 벌레에 물리는 것을 막을 수 있다.

벌에 쏘이면 쏘인 부위에 가려움증, 통증이 있다가 보통 수 시간 내에 증상이 가라앉으나 심한 경우에는 많이 부어오르기도 한다. 일부 알레르기를 가진 사람에게서는 전신적으로 가려움증, 따끔거림, 두드러기 등의 증상이 발생하며 호흡장애를 동반하여 생명을 위협받는 경우도 있을 수 있다. 따라서 벌에 쏘이면 침을 제거하도록 하고, 피부의 붉어짐이나 부어오르는 정도가 심하고 전신증상이나 호흡곤란 등이 나타나면 즉시 의료기관으로 이송해야 한다.

벌레는 아니지만 4월부터 10월 사이에는 산악지역 및 시골에서 뱀에 물리는 사고가 종종 발생한다. 일단 뱀에 물리면 환자를 안정시키고 물린 부위를 움직이지 않도록 한 후 물린 부위를 확인하고 비누와 물로 부드럽게 닦아낸다. 팔이나 다리를 물렸을 때는 상처 부위의 상하를 정맥혈류만 차단시킬 정도로 부드럽게 묶고 환자가 초기에 중독증상을 보이거나 병원까지 30분 이내에 이송이 불가능할 경우에는 물린 부위를 절개하여 독을 빨아낸 후 병원으로 빨리 이송해야 한다. 일단 뱀에 물렸을 때는 독에 의한 임상증상의 발현여부에 관계없이 신속히 병원으로 이송하여 적절한 치료가 이루어지도록 하여야 한다.

무좀의 치료와 예방

여름철에는 온도와 습도가 높아지고 땀을 많이 흘리기 때문에 곰팡이균의 번식에 좋은 조건이 된다. 따라서 평소에 없던 곰팡이증이 잘 발생되며 잠재되어 있거나 불충분하게 치료되었던 곰팡이증이 재발되기도 한다. 이들 중 대표적인 것이 무좀이다.

무좀은 손이나 발, 특히 발가락 사이에 피부사상균이라고 하는 곰팡이가 감염을 일으킴으로써 생기는 매우 흔한 질환이다. 무좀은 주로 여름에 발생하나 계절에 상관없이 발에 땀이 많이 남으로써 생기는 경우도 있다. 증상은 균의 종류, 개인의 면역상태에 따라 크게 세 가지로 나눌 수 있다. 홍반을 동반하고 쌀알 또는 좁쌀알 크기의 물집을 형성하는 수포형, 발가락 사이가 물에 불은 듯 하얗고 흐물흐물하며 허물이 벗겨지고 갈라지는 지간형, 손이나 발바닥이 두꺼워지고 비듬이 끼며 허물이 벗겨지고 갈라져 통증이 오는 각질증식형 등이다. 무좀을 일으키는 균은 고온 다습한 환경에서 잘 자라므로 여름철에 증상이 심하여졌다가 겨울철에는 호전되는 과정을 밟으면서 점차 만성화된다.

치료는 증상에 따라 다르다. 진물이 나는 무좀의 경우, 우선 진물을 멈추게 하는 것이 급선무로 가정에서 쉽게 할 수 있는 방법은 수돗물에 발을 20~30분간 담그는 것이나 너무 오래 담그면 피부가 짓무르므로 조심해야 한다. 과망간산칼리용액을 수돗물에 희석해서 담그면 진물이 서서히 말라붙게 된다. 이런 짓무른 무좀에 무좀 약을 잘못 바르면 오히려 악화될 수 있으므로 조심해야 한다. 무좀치료제로는 자극이 덜 가는 약을 골라 한 달 정도 꾸준히 바르는 것이 확실한 효과를 볼 수 있다.

비늘이나 각질층을 형성시키는 무좀은 급성 증세가 심하지 않으므로 항진균제 계통의 연고를 꾸준히 바르면 된다.

무좀균은 우리 주위의 어디에나 있으나 일시에 많은 균이 노출되고 또 이러한 균들이 자랄 수 있는 조건이 되어야만 무좀이 생기기 때문에 예방이 가능하다. 이의 예방법은 신발을 햇볕에 잘 말려 자주 갈아 신고, 신발 속을 청결히 유지해 균을 제거하는 것이다. 온도가 높고 습기가 많은 환경에서 작업하는 사람, 늘 긴장상태에서 생활하는 사람, 손발에 땀이 많은 사람, 물을 많이 다루는 사람, 통풍이 잘 안 되는 신발을 작업상 신어야 하는 사람들은 무좀에 걸리기 쉽다는 점을 명심하여 자주 발을 닦고 건조시켜 청결히 하여야 하며, 면양말이나 땀띠분을 사용하여 발을 건조하게 해야 한다. 또한 신발을 몇 켤레 준비하여 땀에 젖은 신발은 충분히 말린 후에 신도록 해야 하며 긴장이나 스트레스로 발에 땀이 많이 나는 사람은 우선 적절한 휴식으로 긴장을 푸는 방법도 고려해야 한다. 공중목욕탕이나 수영장 등 여러 사람이 맨발로 이용하는 장소에서는 무좀환자가 다닐 때 떨어져 나온 균에 의해 물에 불은 발바닥이 쉽게 감염되기 때문에 이런 장소를 이용하고 나올 때에는 비눗물로 발바닥을 깨끗이 씻고 잘 말려야 한다. 무좀이 극성을 부리는 여름철에는 목욕 후 발바닥과 발가락 사이에 항진균제 분말을 뿌려주면 도움이 된다. 또한 무좀환자의 양말, 신발 등은 가급적 함께 사용하지 말아야 한다. 선천적으로 땀이 많거나 당뇨병, 장기간 부신피질호르몬제를 사용하고 있는 사람은 무좀에 걸리기 쉽고 일단 걸리면 치료가 어려우므로 곰팡이 감염증에 대하여 늘 염두에 두고 위생관리를 철저히 해야 한다.

무좀 예방 10계명

무좀은 피부사상균이라고 하는 곰팡이가 피부의 각질층에 기생하여 발생하는 매우 흔한 피부질환이다. 무좀의 절반은 발 무좀인데 대부분 증상이 없거나 약간 가려움이 있는 정도여서 치료를 소홀히 하거나 아예 피부병으로 생각하지 않는 경우가 많다.

무좀이 여름철에 심해지는 것은 곰팡이가 고온 다습한 기후에서 활발히 증식하기 때문이다. 따라서 발에 땀이 많이 나거나 통풍이 잘 안되는 양말이나 구두를 장시간 신는 사람에게 잘 발생한다.

무좀이 잘 낫지 않고 나이가 많을수록 그 발생 빈도가 높아지는 이유는 충분한 기간 치료를 받지 않아 재발하기 때문이다. 대개 1~2주 약을 바르면 증상이 없어져 치료를 중단하는 경우가 많은데 완치를 위해서는 적어도 4주간 지속해야 하며 심한 경우 항진균제를 복용해야 한다.

무좀 예방 10계명은 다음과 같다. ① 공중목욕탕, 수영장, 헬스클럽 등을 이용할 때는 비누로 깨끗이 씻고 말린 후 나온다. ② 꽉 죄는 옷이나 신발은 땀이 차기 쉬우므로 삼간다. ③ 땀을 많이 흘린 날에는 반드시 목욕을 한다. ④ 땀을 잘 흡수하는 순면 양말을 신도록 한다. ⑤ 많은 사람이 사용하는 공공시설의 슬리퍼, 발수건 등을 함께 쓰지 않는다. ⑥ 물기가 남기 쉬운 발가락, 사타구니, 겨드랑이를 꼼꼼하게 닦아 건조하게 관리해야 한다. ⑦ 민간요법에 크게 의존하지 않아야 한다. ⑧ 신발에 분말형 건조제나 항진균제를 가끔 뿌려 두면 좋다. ⑨ 신발을 자주 햇볕에 내다 말리고, 되도록 두세 켤레를 번갈아 신는다. ⑩ 혼자 있는 공간이라면 맨발로 생활해 발을 항상 건조하게 만들도록 한다.

열대야를 이기고 편안한 잠을 이루는 요령

'열대야'란 하루 최저 기온이 섭씨 25도 이상이어서 한밤에도 더위를 느끼게 되는 기상현상이다. 열대야 수면의 특징은 잠들기가 어렵고, 잠이 들더라도 자주 깨고, 깊은 잠이 들지 못하여 결국 아침에 일어났을 때 개운하지 않게 되고 피곤하며, 낮에는 졸리고 무기력한 상태가 되는 것이다.

열대야를 이기고 편안한 잠을 이루기 위해서는 아래의 생활태도를 확실히 지키는 것이 중요하다.

① 항상 정해진 시간에 기상하여 활동한다. 기상시간을 지키면 자신의 수면주기 생체리듬을 강화할 수 있다. 잠을 설쳤다고 해서 늦잠을 자는 것은 불면의 악순환을 초래하게 된다. ② 잠들려는 강박관념을 갖지 말아야 한다. 잠이 오지도 않는데 어떻게든 자보려고 애쓰는 것은 불면증을 더욱 악화시킬 수 있다. 잠이 오지 않으면 힘이 들지 않는 간단한 일을 하거나 독서를 하는 것이 좋다. ③ 낮잠은 가능한 피하고 취침시간을 지키는 것이다. 혹 낮잠을 자더라도 30분 이상 자지 않는다. ④ 중간 강도의 운동을 규칙적으로 한다. 저녁시간을 이용하여 걷기, 자전거 타기 등의 간단한 운동은 바람직하다. 그러나 수면 30분 전에 하는 것은 좋지 않다. ⑤ 식사 시간을 일정하게 하는 것이 좋고, 저녁식사는 가볍게 드는 것이 좋다. ⑥ 흥분을 일으키는 술, 커피, 콜라, 사이다, 홍차, 담배 등은 피하는 것이 좋다. ⑦ 잠자기 전 미지근한 물로 샤워를 하는 것은 숙면에 도움이 된다. ⑧ 침실 환경을 조용하고 쾌적하게 만들어 편안한 수면 상태를 유지하도록 하는 것이 중요하다.

3

가을과 겨울철 건강관리

가을철 건강관리

우리나라의 가을은 맑고 쾌청해 무더위에 시달린 몸을 정신적, 신체적으로 활력을 되찾게 도와주지만 몇 가지 복병이 숨어 있어 자칫 건강을 해칠 수 있으므로 건강관리에 각별하게 유의해야 한다.

천고마비의 계절인 가을은 말이 살찌는 계절일 뿐만 아니라 사람도 살찌우는 계절이다. 식욕이 좋아짐에 따라 과식하기 쉬운데 특히 당뇨병, 고혈압, 동맥경화증이 있는 경우에는 지나친 칼로리 섭취를 제한하고 비만하지 않도록 조심해야 한다. 지나친 더위로 그만둔 운동을 서서히 다시 시작하면서 신체의 적응력을 차차 높이고 적정체중을 유지하도록 하는 것이 좋다.

아침저녁으로 부는 선선한 바람에 밀려 무더위가 한풀 꺾이면서 낮과 밤 기온의 일교차가 심하고 건조한 날씨가 계속돼 어린이나 노인은 감기 등 호흡기질환에 걸리기 쉽다. 감염되는 바이러스의 종류에 따라 증세가 발열, 두통, 전신쇠약감, 근육통, 기침, 인후통, 객담, 콧물, 코막힘 등 매우 다양하며 설사 등 소화기질환 증세를 일으키는 경우도 있다. 감기에 걸리지 않으려면 평소에 골고루 음식을 잘 섭취하고 규칙적인 운동과 충분한 휴식을 통하여 신체의 방어력을 키워 놓는 것이 중요하다. 감기는 몸을 잘 보호해 주면 저절로 낫는 단순한 병이지만 어린이나 노약자 등은 폐렴, 축농증, 중이염 등의 합병증에 시달릴 우려도 있으므로 일주일 동안 지속되면 전문의의 진료를 받아야 한다.

매년 겨울철에는 독감이 유행할 우려가 있는데 10월부터 늦어도 12월 말까지는 예방접종을 받는 것이 좋다. 예방접종을 받아야 할 사람들은 6개월 이상의 어린이, 65세 이상의 노인, 의료 종사자 그리고 당뇨병, 협심증 등 심장질환, 신장염, 만성 신장질환, 간경화 등 만성간질환이나 기관지천식 등 만성호흡기질환을 앓고 있는 환자 등이다.

장마가 끝난 뒤라 농촌 들녘에서는 쯔쯔가무시병, 렙토스피라증, 유행성출혈열 등 소위 급성 발열성 출혈성 질환으로 알려진 병들에 감염될 기회가 많아진다. 대개 들쥐의 배설물이나 진드기에 의해 감염되므로 논일을 할 때나 등산, 낚시나 캠핑 등을 할 때는 풀밭에 드러눕는 일을 삼가고 긴 옷을 입어 피부가 많이 노출되지 않도록 해야 한다. 그런 일이 있은 후 고열, 두통 등 의심스러운 증세가 나타나면 즉시 병원을 찾아야 한다. 숲이나 들판에서 활동이 많은 사람들은 유행성출혈열을 예방하기 위하여 예방접종을 해 두는 것도 좋다.

이와 함께 날씨가 건조해지면 피부병이 생길 수도 있다. 특히 노인이나 아토피성 피부염이 있는 어린이들은 피부가 건조해져 습진 등으로 고생할 수도 있다.

가을철에 유아들에게 빼놓을 수 없는 질환이 바이러스성 장염이다. 복통과 설사가 심해 탈수증상으로 이어질 수도 있는데 이를 예방하려면 평소 수분을 충분히 섭취하고 야채, 과일을 많이 먹도록 해야 한다.

가을걷이가 끝나면 그 동안 일에 쫓겨 돌보지 못한 몸을 가까운 의료기관에서 한 번쯤 점검해 보는 것도 좋은 방법이다. 가을철에는 영양제나 보약을 찾기보다 금연, 절주, 고른 영양섭취, 규칙적인 운동, 충분한 수면 등을 통해 건강을 증진하는 노력이 필요하다.

9월부터 독감 예방접종 서두르세요

독감은 인플루엔자 바이러스로 인한 급성 호흡기 질환으로 갑작스런 고열, 두통, 근육통, 전신 쇠약감과 같은 전반적인 신체 증상을 동반한다. 인플루엔자는 감염성이 높고, 심할 경우 생명을 위협할 수 있으며, 젊고 건강한 사람일지라도 완전하게 회복하려면 여러 날이 필요하다. 따라서 이러한 독감을 예방하기 위해 사람들은 '독감백신'을 접종받는다.

예방접종은 독감이 유행하기 전인 9월부터 시작하여 아무리 늦어도 11월 중순까지는 받아야 한다. 이는 독감 예방접종을 받은 후에 항체가 만들어져서 효력이 생길 때까지 최소한 2주 정도가 걸리기 때문이다. 물론 예방접종을 받지 않은 채로 독감 유행 시기가 된 경우라도 예방접종을 받으면 받지 않는 경우보다는 효과를 볼 수 있다.

독감 예방접종은 이전까지는 고위험군에서만 비용 절감 효과가 있었기 때문에 주로 고위험군에 대해서 권장해 왔다. 그러나 인플루엔자 예방접종의 비용이 비교적 저렴하며 큰 부작용이 없다는 점에서 점점 접종대상이 확대되어 최근에는 인플루엔자 예방접종을 하는 것이 의료비뿐만 아니라 결근에 따른 손실 등을 고려할 경우 더 경제적이라 하여 정상 성인에게도 접종이 권장되고 있다.

독감 예방접종의 우선순위대상자는 50세 이상의 고령자, 12세 이하의 소아, 만성질환자, 양로원이나 수용시설에 있는 노약자, 4개월 이상의 임산부, 고위험군을 진료하는 의료진 및 가족, 독감으로 인한 합병증의 위험이 높은 사람 등이다.

인플루엔자백신을 접종받은 사람들의 예방효과는 80% 이상이다.

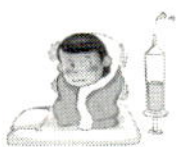

감기 조심하세요!

환절기만 되면 감기 때문에 고생하는 분들 많으시죠? 감기만큼 흔하고 잘 알려진 질병도 없지만 누구나 쉽게 걸리고 알면서도 예방하지 못할뿐더러 막상 걸려도 제대로 대응하지 못하는 게 감기이다.

감기란 바이러스나 세균이 원인이 되어 콧물이나 기침 등의 기본 증상에 인후통, 발열 등의 증세가 추가될 수 있는 상기도의 급성 염증성 질환이다.

그러나 바이러스에 감염되었다고 해서 반드시 감기에 걸리는 것은 아니고, 감기를 일으키는 요인들과 만났을 때 나타나게 된다. 급격한 온도의 변화로 일교차가 심해지거나, 건조한 상태가 지속되면 콧속의 점막이 마르게 되어 감기에 쉽게 걸린다. 또한 인체가 심하게 피로하거나 만성질환을 앓고 있어 허약한 상태로 저항력이 떨어진 경우에도 마찬가지다. 그리고 상기도에 부비동염, 만성 편도선염, 비후성 비염 등과 같은 세균성 염증을 이미 가지고 있는 경우에도 감기에 쉽게 걸린다.

합병증이 없는 감기는 증상에 따라 치료하는 대증요법에 의해 치료를 하게 된다. 실내의 습도를 높여주고 물을 많이 마시고, 과일을 먹으면서 쉬는 것이 좋은 치료법이다.

평소에 손씻기와 양치질 등의 철저한 개인 위생관리를 하고, 과로를 피하고 몸에 무리가 가지 않도록 하며, 기관지 점막이 건조하지 않도록 따뜻한 물과 음료수를 통해 수분을 섭취하는 것이 예방법이다. 또한 집안의 온도는 20도, 습도는 50~60%를 유지하도록 하고, 기온의 변화에 대해 적절한 대처를 하며, 평소 규칙적인 운동과 함께 신선한 과일과 채소를 많이 먹어 몸의 저항력을 길러두는 것도 좋다.

가을철 유행 3대 감염병, 예방이 최선

'가을철 발열성질환' 이라고도 불리는 유행성출혈열, 쯔쯔가무시병, 렙토스피라증은 가을철에 유행하는 대표적인 감염병이다.

유행성출혈열과 렙토스피라증은 들쥐 등 야생동물의 분비물을 흡입하거나 접촉하면서 생기며, 가을철 대표 질병으로 유명한 쯔쯔가무시는 들쥐나 야생동물에 기생하는 진드기가 사람의 피부를 물어서 발병하게 된다. 이들 질환은 추수기와 야외 나들이가 많은 10월에 연중 최고 감염률을 기록한다.

감염경로와 초기증상, 잠복기 등이 서로 비슷해 구별이 쉽지 않는 이들 가을철 유행 3대 복병은 예방이 최선이다.

유행 지역의 산이나 풀밭에 가는 것을 피하고, 등산, 낚시, 캠핑 등 야외활동 때에는 돗자리를 이용하는 것이 좋다. 건조기에는 절대 풀밭 위에 옷을 벗어 놓거나 눕지 말아야 한다. 긴 옷을 입어 피부의 노출을 최대한 적게 하고 들쥐의 배설물에 접촉을 피해야 한다. 특히 들쥐의 배설물은 늦가을 바람에 날리기 쉬우므로 집 주변의 서식처인 잡초를 제거하는 것도 중요한 예방책이 된다. 작업 시에는 손발 등에 상처가 있는지를 확인하고 반드시 장화, 장갑 등 보호구를 착용하고, 가능한 농경지의 고인 물에는 손발을 담그거나 닿지 않도록 주의해야 한다. 또한 집에 돌아와서는 반드시 옷에 묻은 먼지를 털어내고 목욕을 하고 작업복을 세탁해야 한다.

야외나들이를 다녀온 후 예기치 않은 감기 증상이 지속되거나 질병 유행지역으로 여행한 후에 원인 모를 열이 발생한다면 임의로 약을 복용하지 말고 정확한 진료를 받는 게 좋다.

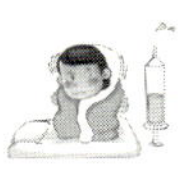

세상에서 가장 흔한 병, 감기의 예방

겨울에 기승을 부리는 겨울 감기를 빼놓고 겨울철 건강을 설명하기는 매우 어렵다. 왜냐하면 겨우내 우리 주변에 항상 머무르고 있기 때문이다. 감기는 봄, 가을의 환절기에 유행한다. 하지만 겨울에 감기 환자가 급증하는 것은 공기가 건조해지고 일교차가 커지며 기온이 영하권으로 떨어지기 때문이다.

사람마다 다르지만 대개 어른은 한 해에 서너 번, 아이들은 조금 더 자주 걸리는 감기는 겨울철에 많이 걸리는, 세상에서 가장 흔한 병이다. 겨울에 감기환자가 느는 것은 감기를 일으키는 바이러스가 겨울에 더 활동적이어서가 아니고 우리 몸이 겨울에 저항력이 약해지기 때문이다. 특히 겨울철은 실내생활을 주로 하므로 오염된 공기에 노출될 확률이 커지고 실내공기가 건조하여 외부로부터 들어오는 바이러스를 저지하는 점막의 역할이 약해져 감기에 걸리게 된다.

날씨가 추워지면 우리 몸은 적절한 체온을 유지하는 데 어려움을 겪게 되고 체온의 저하로 점막을 통하여 감기 바이러스의 침범을 받기 쉽게 된다. 감기의 전염경로는 대부분 공기전염이다. 감기환자의 기도분비물이 기침 등을 통하여 대기 중에서 물방울형태로 되고, 그 속에 바이러스나 세균이 존재하고 있다가 이를 다른 사람이 흡입하면 감기에 걸리게 된다. 또한 손을 통한 접촉으로도 바이러스가 전염된다. 감기환자의 기침 등으로 나온 감기바이러스가 여러 가지 주위 물건에 달라붙어 있다가 이들을 만지면 손에 바이러스가 묻고, 오염된 손으로 무심코 눈이나 코를 비비면 감기에 걸릴 수 있다. 따라서 감기는 집단생활로 쉽게 전파되는 질환이다. 유치원이나 학교에 다니는 자녀에게서 시작되어 온 가족이 앓게 되는 것도 그 때문이다.

감기에 걸리면 우선 콧물이 나오게 되는데, 이 때 우리는 감기에 걸렸다고 생각한다. 그러나 콧물이 나오는 시점은 벌써 감기 바이러스에 감염된 지 며칠이 지난 뒤가 된다. 감기 바이러스가 콧속 또는 인두나 편도를 침범하여 콧물감기, 목감기의 증세가 나타나는데 대부분 자연 치유되며 나이가 어릴수록 감기 증상은 빠르게 진행되어 축농증, 중이염, 기관지염이나 폐렴 등의 합병 증세를 나타낸다. 감기 증상이 시작되어 39도 이상의 고열이 있거나, 귀의 통증이나 귀막힘, 2차성 세균감염으로 누런 가래가 코 뒤쪽으로 흘러내린다든가 목에서 많이 생기는 경우, 심한 기침이 지속될 경우에는 서둘러 병의원을 찾아 폐렴을 합병했는지 여부를 확인하고 적절한 진료를 받도록 해야 한다.

합병증이 없는 감기는 일반적인 주의 사항을 잘 지키고 증상에 따라 치료하는 대증요법에 의하여 치료하게 된다. 감기는 시간이 지나면 낫게 되어 있으므로 처음부터 약에 매달리지 않는 것이 좋다. 목 쉰 데에는 성대의 염증과 부종이 가라앉을 때까지 목을 쉬는 것이 좋고, 콧물에는 항히스타민제를 쓰고 코막힘이 심할 때는 국소에 혈관수축작용을 하는 스프레이를 사용하면 일시적으로 효과를 볼 수 있으나 자주 사용하면 부작용이 있다. 기침과 가래가 심할 때는 진해거담제를 사용하기도 한다. 감기가 걸렸을 경우 감기 초기에 항생제를 복용하는 것은 바람직하지 않다.

감기환자가 지켜야 할 주의사항은 다음과 같다. 첫째, 과로하지 않고 집안에서 충분한 휴식을 취하며 둘째, 방안의 온도를 따뜻하게, 그러나 너무 덥지 않게 하고 셋째, 가습기를 이용하여 50~60%의 적절한 습도를 유지하고 넷째, 보리차 등으로 수분 섭취를 충분히 하고 다섯째, 실내 환기를 잘 시키고 여섯째, 목소리를 아끼고 과일과 식사를 충분히 한다.

감기는 평소에 얼마나 운동을 하며 적극적인 사고방식으로 사는가 하는 생활태도에서도 영향을 받는다. 감기 예방에는 손씻기 등 철저한 개인 위생관리가 중요하다. 외출에서 돌아온 후에는 반드시 손을 씻고 양치질하는 버릇을 들이는 것이 좋다. 또한 몸에 무리가 가지 않도록 과로를 피해야 하며 기관지 점막의 건조가 감기 바이러스의 침투를 용이하게 하므로 따뜻한 물과 녹차 등으로 수분을 충분히 섭취하는 것이 좋다. 집안이나 사무실에서는 가습기를 틀어 적절한 습도를 유지하도록 하고,

청소를 자주 해서 집안의 곰팡이와 먼지를 없애는 등 주거환경을 개선하여 가족의 건강을 도모하여야 한다.

감기의 예방접종은 없다. 예방접종 약을 개발하기가 쉽지 않을 뿐만 아니라 개발하더라도 그 약의 효과가 오래가지 않기 때문이다. 감기바이러스는 종류가 너무 많아 모든 타입에 대한 백신을 다 만들 수도 없고, 감기라는 병 자체가 중한 병이 아니기 때문에 그 정도까지 무리해서 개발하고 접종할 값어치가 없다는 것이다.

겨울철 건강관리를 위한 ABC

계절이 바뀐다 해서 건강관리의 근본원칙이 바뀌는 것은 아니며 규칙적인 운동, 충분한 수면과 휴식, 균형 잡힌 식단, 위생 관리의 생활화는 건강관리의 기본이다. 그러나 겨울철 환경의 변화는 우리의 생활에 조금은 다른 변화를 요구하기도 한다. 겨울철에 특히 많아지는 질병은 독감, 감기, 천식 등을 포함한 호흡기 질환이 가장 대표적이고, 다음으로 겨울철 사고, 갑작스런 기온의 변화에 적응하지 못하여 발생하는 뇌졸중, 동상이나 동창 등이 있다. 이러한 질환들은 겨울의 독특한 환경적 특성인 일조량의 감소로 인한 추위와 건조함으로부터 기인한다.

기온이 내려가기 시작하면 외부 활동이 줄어들고 둔해지게 된다. 줄어든 신체활동은 몸의 순발력과 지구력을 담당하고 있는 근육과 신경들의 위축을 불러일으킬 수 있다. 밀폐된 실내는 미세한 먼지나 오염물질로 차게 되고, 감기 바이러스를 가진 사람이 그 공간으로 들어올 경우는 전파가 쉽게 이루어진다. 따뜻한 실내에서만 지내던 사람이 추운 외부에 노출되면서 둔한 활동으로 인하여 그렇지 않아도 미끄러운 길에서 낙상 등의 사고가 많아지고, 고혈압이나 당뇨를 가진 사람이나 노인 등 자율신경계의 적응력이 떨어지는 사람들은 뇌졸중 등의 사고를 당하기도 한다.

건조함은 호흡기의 일차 방어막인 코 점막과 기관지 점막을 마르게 하여 바이러스나 먼지 등에 대한 방어 능력을 급격하게 떨어뜨린다. 겨울에 감기나 독감이 많은 이유를 일반적으로 추위 때문이라고 알고 있지만, 근본적인 원인은 바이러스의 침범이다. 추위로 인해 떨어진 면역능력에다, 건조함으로 인한 일차 방어벽의 허술함, 그리고 밀폐된 공간으로 인한 전파의 효율성 등은 바이러스가 기승을 부리기에 딱 좋은 환경인 것이다.

우리 몸은 환경의 변화에 못지않은 적응력을 가지고 있다. 겨울을 건강하게 보내기 위한 작은 실천전략을 알아본다.

1) 난방과 환기

적당한 난방과 함께 환기를 자주 하는 것이 큰 도움이 된다. 이는 특히 최근 들어 중요시되고 있는데, 대부분의 실내공간이 현대화되면서 화학제품들을 많이 사용하고 있고 밀폐의 정도가 심해졌기 때문이다. 여기에 환경담배연기(environmental tobacco smoking)도 큰 몫을 하게 된다. 이러한 원인에 기인한 증상들을 '빌딩증후군'이라고 하는데, 적절한 환기로 인하여 상당 부분 해결할 수 있다. 이런 공기의 오염을 줄이기 위하여 일부에서는 공기청정기 등을 사용하고 있는데, 공기청정기는 일부 가벼운 먼지 입자는 제거하는 능력이 탁월하지만, 무거운 항원들은 제거하지 못할 뿐만 아니라 필터의 청소를 게을리 할 경우는 오히려 환경오염을 악화시키거나 바이러스를 확대시키는 도구가 될 수도 있다.

2) 습도 조절

가습기를 사용하여 실내의 습도를 적절하게 유지시킴으로써 호흡기 점막이 충분히 수분을 머금게 되고, 섬모가 활발한 운동을 유지하게 된다. 그러나 가습기는 적절히 청소하고 잘 사용할 경우는 큰 도움이 되지만, 그렇지 않을 경우는 오히려 문제를 유발시킬 수도 있다. 가습기는 난방을 시작하면서 동시에 사용하는 것이 좋다. 물론 실내에 젖은 수건이나 화초, 수족관 등을 운용함으로써 해결할 수도 있다.

3) 청결과 휴식

자주 손을 씻고 충분한 휴식을 취하는 것이 겨울철 감염을 감소시키는 가장 훌륭한 방법이다. 감기를 전염시키는 가장 큰 매개체는 자신의 손이다. 대부분의 감기 바이러스가 감기에 이환된 사람의 손에서 책상이나 문의 손잡이 등에 옮겨져 있다가 그걸 만진 사람의 손으로 옮기고, 그 손에 의해서 다시 코나 입 등의 점막을 통해 감염된다. 기침환자의 바로 옆에 있어도 손만 잘 씻는다면 이환될 가능성이 많이 줄어든다. 휴식은 우리 몸이 감기 바이러스와 충분히 대항할 수 있도록 도와준다. 감기가 유행하고 있거나 몸에 한기를 느끼기 시작하면 휴식이 도움이 된다. 휴식은 감기에 걸릴 확률도 줄이지만 감기에 걸렸을 경우 훨씬 더 빨리 회복할 수 있게 한다.

4) 적극적인 사고와 활동

겨울을 피하기보다는 즐기고 추위를 극복할 수 있어야 한다. 운동과 외출을 규칙적으로 하여 몸의 근육과 신경에 활력을 불어넣어 주어야 한다. 겨울철에만 즐길 수 있는 스포츠나 놀이에 가담하는 것도 도움이 된다. 현재 점점 증가하고 있는 겨울철 우울증의 경우, 상당 부분 햇빛의 조사량이 떨어지는 것과 관련이 있다. 심한 우울증의 경우는 의사의 도움을 받아야 하지만, 가벼운 우울 증상 정도는 이러한 활동과 긍정적인 사고로써 충분히 예방하고 치료가 가능하다.

5) 독감 예방접종

도움이 되는 조치 중에 가장 손쉬운 방법은 모두가 독감 예방접종을 받는 것이다. 이는 단 한 번의 조그만 노력으로 큰 효과를 볼 수 있는 것이다. 원래는 예방접종의 부작용과 비싼 가격으로 인하여 노인이나 심호흡계 질환이 있는 사람, 면역능력이 떨어진 사람들이 1차적인 대상이다. 하지만 요즘의 독감 예방접종은 부작용도 거의 없어졌고, 가격도 많이 싸져서 건강한 사람일지라도 이익을 볼 수 있다. 100% 독감으로부터 보호하는 것은 아니지만, 많은 수에서 독감을 예방하여 주고 비록 독감에 이환되더라도 그 강도를 줄여 준다.

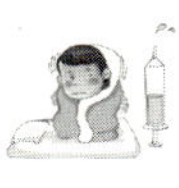

겨울철 돌연사의 주범, 심근경색의 예방

심장은 온 몸에 피를 보내주는 펌프라고 할 수 있다. 이러한 심장에 산소와 영양소를 공급하는 혈관이 관상동맥이다. 급성심근경색증은 이 관상동맥이 갑자기 막힘으로 인하여 심근이 죽어가는 심각한 질환이다.

흔히 심장발작 혹은 심장마비라 불린다.

급성 심근경색은 서양에서는 가장 흔한 사망 원인 가운데 하나이고 우리나라에서도 그 빈도가 증가하고 있다. 선진국의 경우에도 초기 사망률이 10~15%에 이르고, 사망자의 약 반수가 발병 후 1시간 이내에 사망하는 것으로 알려져 있어서 돌연사의 대표적인 질환이다.

이러한 심근경색의 위험인자는 나이, 성별, 가족력 같이 고칠 수 없는 위험인자와 심장 발작의 가능성을 줄이기 위하여 개선할 수 있는 위험인자가 있다. 개선시킬 수 있는 3가지 중요한 위험인자는 흡연, 고혈압, 높은 콜레스테롤이다. 그 외에 운동부족, 당뇨병, 비만, 스트레스 등이 있다.

날씨가 갑자기 추워지면 협심증이나 심근경색증과 같은 심장병이 빈발하게 된다. 심장돌연사는 대개 구조적 심장질환을 갖는 경우가 대부분이므로 이들 질환을 조기에 진단하고 치료하는 것이 곧 돌연사의 치료 및 예방이라 할 수 있다. 고혈압, 고지혈증, 당뇨병을 가진 사람이라든지, 노인, 흡연자 등은 동맥경화병변이 있을 가능성이 높기 때문에 추운 아침에 갑자기 찬 공기에 노출되는 것을 피하는 것이 좋다. 흡연은 심장병의 적으로 반드시 끊어야 한다. 지속적이며 과도한 스트레스를 피하도록 하고 긍정적이고 낙천적인 사고로 스트레스를 덜 받도록 하는 노력도 필요하다.

겨울철 피부건조증의 예방

피부는 인체의 아름다움, 젊음과 건강을 나타내는 신체의 가장 중요한 장기이며 우리 몸의 전체를 덮고 있는 기관으로써 외부환경으로부터 가해지는 각종 물리, 화학적 자극으로부터 이들을 막고 보호하는 중요한 역할을 하고 있다.

겨울철에 가장 흔히 문제가 되는 피부질환이 건성습진이다. 겨울철에는 매우 날씨가 춥고 건조하며, 특히 실내에서는 난방을 많이 하기 때문에 공기는 더욱 건조하게 된다. 피부의 가장 바깥 부분을 싸고 있는 부분을 각질층이라고 부르는데, 이 부위는 외부와 피부 사이에 보호벽 역할을 하는 중요한 부분이다. 우리 피부가 어느 정도 적절한 수분을 항상 유지하고 있는 것은 바로 이 각질층 때문이다. 각질층은 지방을 비롯한 여러 구성 성분으로 이루어져서 피부를 보호하고 어느 정도의 수분을 유지하지만 외부 공기가 건조하면 피부의 각질층도 그만큼 더 건조하게 된다. 따라서 춥고 건조한 겨울철이 되면 그만큼 피부도 건조해지는 것이다. 특히 나이가 들수록 피부에 있는 지방분의 양이 감소하여 노인의 피부는 젊은 사람보다 더욱 건조해지기 쉽다. 피부가 건조해지면 피부가 거칠어지고 작은 흰 비늘같이 각질이 일어나며 가려움증도 생기게 된다. 피부건조가 매우 심해져서 피부염이 생기면 이를 건성 습진이라고 부른다. 건성 습진은 주로 노년층에서 흔하며 춥고 건조한 겨울철에 많이 발생하고 악화된다.

따라서 이러한 겨울철 피부 건조를 막기 위해서는 첫째로 일정하게 실내온도를 유지하고 습도를 높여 주는 것이 필요하다. 추운 날씨에 실내는 일반적으로 온도가 높고 공기는 건조하여 건성 피부염을 더욱 악화시킬 수 있다. 가습기를 충분히 틀거나, 젖은 빨래 등을 널어 적절한 습도를 유지해야 한다. 목욕이나 사우나의 횟수를 줄이고 특히 비누목욕의 횟수를 줄이고 사용하는 비누도 자극성이 적은 순한 비누를 사용함이 바람직하다. 또한 과도하게 때를 밀지 않아야 한다. 심하게 때를 밀거나 비누질을 하면 각질층을 벗겨 내고 각질층의 지방을 없애게 되며 피부를 손상하게 되어 피부염을 유발하게 되므로 피하는 것이 좋다. 너무 뜨거운 목욕도 목욕 후에 피부로부터 수분 손실을 촉진시키기 때문에 좋지 않다. 목욕 후 피부에 수분을 유지하기 위해 오일과 로션 같은 보습제를 사용하면 도움이 된다. 보습제는 건조한 피부에 수분을 주고 부드럽게 하기 위해서 바르는 것을 일컫는데, 적당한 보습제의 사용은 부드럽고 건강한 피부를 유지시키는데 도움을 준다. 겨울철에 피부가 건조하고 땅긴다고 느낀다면 보습제의 사용은 필수적이고, 50대 이상의 연령층의 경우에는 더욱 필요하다. 합성섬유로 된 옷은 건조한 피부에 마찰과 정전기를 유발하여 건성피부를 더욱 악화시킬 수 있으므로 차갑고 건조한 겨울 날씨에는 순면내의를 받쳐 입는 것이 바람직하다. 피부 건조증이 오래 지속되거나 가려움증이 심하면 시기를 늦추지 말고 전문의에게 가서 정확한 진단과 치료를 받는 것이 필요하다.

■ 저자___**손석준**(孫錫準)

광주제일고등학교 졸업
전남대학교 의과대학 졸업
전남대학교 대학원 의학박사
예방의학 및 직업환경의학 전문의

현)
전남대학교 의과대학 예방의학교실 주임교수
전남대학교 보건진료소장
전남대학교 평의원 및 교수협의회 이사
전남대학교 의과학연구소 의료관리연구부장
전남대학교 신문방송사 운영위원
전남대학교병원 생명의학연구윤리심의위원
화순전남대병원 암관리사업협의체 위원

대한예방의학회 감사
한국지역보건농촌의학회 이사
한국의료질향상학회 이사
전라남도 건강증진사업지원단 위원
질병관리본부 청소년건강행태 자문위원
대한보건협회 광주지부장
대한산업보건협회 광주전남지부 운영위원

한국가톨릭교수회 공동회장
천주교광주대교구 정의평화위원회 위원
천주교광주대교구 예비신자교리교사, 말씀의 봉사자
광주인권평화재단 운영위원
광주평화방송시청자위원회 위원장

(건강관련 저서)

마중물로 물동이 채우기
조금만 알면 건강이 보여요
건강 Diary로 보는 생활건강
보다 나은 삶을 위한 질병의 예방
클릭! 건강가이드
바른 의료를 향한 마음의 혁신

日常에서 健康 바라보기
- 건강을 제게 주십시오 -

인쇄 | 2012년 10월 10일
발행 | 2012년 10월 15일

저자 | 손석준
발행인 | 송경안
발행처 | 전남대학교출판부

등록 | 1981. 5. 21. 제53호
주소 | 500-757 광주광역시 북구 용봉로 77
전화 | (062) 530-0571~2, **마케팅부** 530-0573
팩스 | (062) 530-0579
홈페이지 | http://www.cnup.co.kr

값 10,000원

ISBN 978-89-97620-57-9 (03510)

이 도서의 국립중앙도서관 출판시도서목록(CIP)은 e-CIP홈페이지(http://www.nl.go.kr/ecip)와
국가자료공동목록시스템(http://www.nl.go.kr/kolisnet)에서 이용하실 수 있습니다.
(CIP제어번호 : CIP2012004656)